人生の折り返し地点で、僕は少しだけ世界を変えたいと思った。

第2の人生　マラリアに挑む

水野達男

英治出版

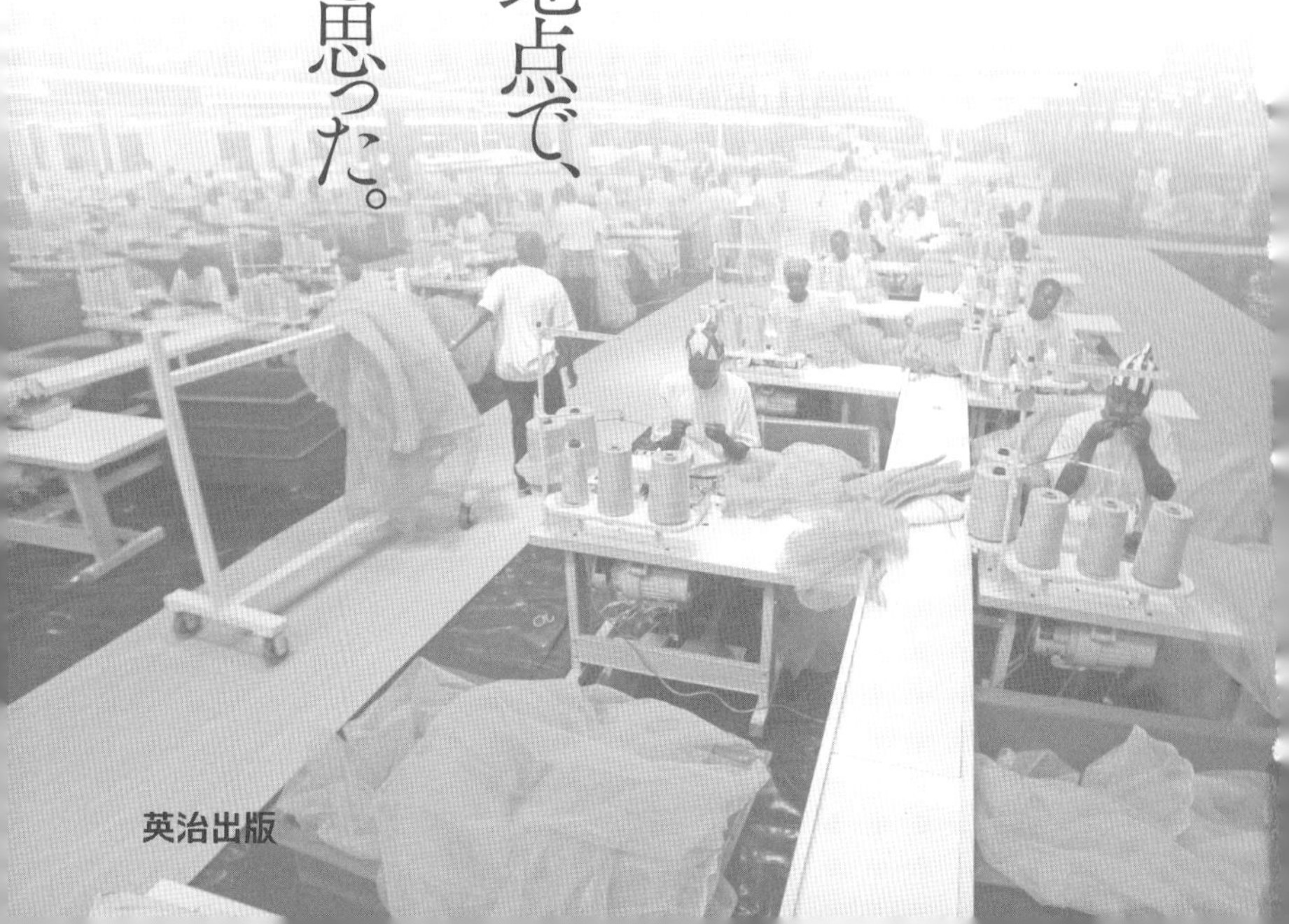

はじめに

「先生、1週間も休めません！」

40日間の自宅休養命令

２００８年7月、僕は突然腰が抜けた。ぶつかったわけでも、驚いたわけでもない。息子の家で突然腰が抜け、半日ほど立てなくなった。53歳のときだった。

病院へ行ったらドクターストップがかかり、自宅で休養するよう命じられた。

診断は、「うつ状態（抑うつ）」。

放っておくとどんどん悪くなると言われた。

しかし、その週は上司とのアメリカ出張が控えていた。

「1週間も休めません！」

僕は思わず叫んでいた。結果として1週間の休みだけでは回復せず、さらに1か月の休職を命じられた。何もしない生活が始まった。

当時僕は住友化学に勤めていた。住友化学は総合化学メーカーで、石油化学製品、農薬、医薬品などいろんな製品をつくっている。

僕は蚊帳事業のリーダーとして張り切っていた。

蚊帳になじみのない人も多いだろうが、アフリカのマラリア対策において重要なものだ。そのため、僕が就任する前までは、社内では収益に関係ないＣＳＲ・社会貢献の製品という扱いだった。

しかし、タンザニアに新しい合弁工場をつくることになり、それを機会に収益事業にするために新しい部門がつくられ、僕が初代部長として1年半ほど前に任命されたのだ。

さらに２００８年の秋には事業部へ格上げされることになっており、僕は事業部長に就任する予定だった。

ライン部門の事業部長といえば役員手前のポジションだ。ここで結果を出せば、さらに上のキャリアが見えてくる。

そうした野心もあり、僕はモーレツに働いた。

年間１２０日以上の海外出張をこなし、日本にいるときも世界各地にいる部下や取引先と夜中まで電話や電子メールでやり取りしていた。

今から思えば、そんな働き方に体がＳＯＳを出したのだろう。

我が家は、子どもたちはすでに独立し、妻は銀行で長年派遣社員として働いていた。

僕は特に趣味もなく、自宅での休養を命ぜられてからは家にずっと一人でいて本を読んだり、庭の土いじりをしたりする毎日だった。

「これで俺のキャリアも終わりだな……」

まともに仕事に復帰できるかどうか分からない。会社に戻ったとしても定年まで閑職で過ごすことになるのではないか。元の仕事に戻れても、アフリカでの事業などうまくいくはずがないのではないか。この歳で転職しようとしても、希望どおりにはいかないだろう……。そんなネガティブなことばかり考えていた。

正直、それまでの人生の中で、このときほど絶望に押しつぶされそうになったことはなかった。

ふと聞こえてきた天の声

そんなある日、アフリカの若い母親のことが何の前触れもなく、ふっと頭に浮かんだ。

ちょうど1年前に、ワシントンDCの国連基金事務所で見たビデオに映っていた母親である。

はじめに　「先生、１週間も休めません！」

ウガンダの病院、ベッドが数十台も並ぶ大きな病室で、マラリアで高熱を出して点滴を受けている赤ちゃんがいる。医師や看護師がまわりを取り囲み、かなり状態は悪いようだ。

そのうち、心臓マッサージをしていた医師が聴診器を子どもの胸に当て、「彼はストップした」という言い方で死亡を告げ、すぐ赤ちゃんの遺体は白い布で包まれた。

少し後ろで見ていた母親は悲しみのあまりか、あらぬ方向を見つめながら病室の中をあっちへ行ったりこっちへ行ったり……。

僕は涙が止まらず、その場でしばらく茫然としていた。

アフリカでは、マラリアで亡くなる子どもが大勢いるとは知っていたが、「こんなにあっけないものなのか」と衝撃を受けた。

しかし時間が経つにつれ、目が回るような忙しさに紛れて次第に忘れていた。

それが自宅休養を命ぜられ、毎日ぶらぶらしているとき突然、よみがえってきたのだ。

「お前が本当にやるべきなのは、こんなふうに子どもを亡くして悲しむ人を少しでも減らすことなんじゃないのか」

そんな天の声が聞こえたような気がした。

ビジネスと社会貢献の接点

当時の僕にとって、マラリア対策用の防虫蚊帳事業はあくまでビジネスだった。事業部長として製造計画を立て、原価のコントロールを行い、販路を拡大し、いかに売上を伸ばすかで頭がいっぱいだった。

特に不良在庫の問題に頭を悩ませていた。

それまで中国とベトナムにある工場で蚊帳をつくっていたところに、新たにタンザニアで合弁工場がスタートした。

その分、強気の事業計画を立てたのはいいが、出だしから思うように売れなかった。半年あまりの間におよそ700万張り、ひと張り5ドル換算で35億円分が倉庫にうずたかく積まれていた。

生産規模を拡大したのに、いきなり在庫処分を行って大幅な赤字を出すなんて許されないだろう、休職前の僕はそう思い込んでいた。新米の部長として、恰好悪いというプライドもあった。

赤字出血をなんとか最小限に抑えたかった。大口の買い手である国連機関や国際ＮＧＯ（非政府組織）に売り込めないだろうか……。そんなことばかり考えていた。

でも、自宅休養の身となり、キャリアの先行きも怪しいとなると、ビジネスやプライドなんて関係なくなった。

そんな心理状態だったから、あの母親の姿がよみがえってきたのだろう。

その後はずっと、母親のことが頭から離れなかった。僕はその意味を、じっくり時間をかけて考えた。

「せっかくつくった蚊帳を工場に積んでおくだけじゃ意味ないよな……」

「うちの蚊帳を必要としている人は、アフリカには間違いなくたくさんいるんだよな……」

「いったん大きな赤字が出ても、在庫がなくなれば工場の稼働率が上がって、製造コストだってもっと下がるんじゃないか……」

いろんなアイデアが浮かんできた。

自分の仕事を通してマラリアで亡くなるアフリカの子どもたちを救い、子どもを亡くして悲しむ母親たちを減らすことができる、ということに改めて気づいた。

それまでも、蚊帳がマラリアの予防に確かな効果があることを確認したり、多くの人たちが蚊帳の無償配布に遠方から集まるのを見てきた。

しかし、僕にとって何より重要だったのは、新任の部長として事業を立ち上げ、利益を確保することだった。生産体制を整え、品質とコスト、そして在庫をコントロールすることが最優先事項だと思っていた。

ひと言でいえば、「ビジネスの視点」からしか蚊帳事業を見ていなかった。蚊帳を使ってくれるアフリカの人たちの姿は、僕の目にはほとんど入っていなかったのだ。

ビジネスの目的はもちろん利益を確保することだ。顧客のニーズを満たす商品やサービスを開発し、適切な価格でそれを提供し、顧客の声を聴きながら改良する。企業としてそのサイクルを回していくために、適正な利益は不可欠だ。

しかし、毎日、目の前の業務に追われているとつい、顧客の顔より数字に目が行ってしまう。「何のためにこのビジネスをやるのか」という目的やビジョンがあいまいになってしまう。

「オリセットネット」と名づけられたその製品の場合は特に、素材、技術を提供するビジネスモデルが主体の住友化学のような会社にとっては珍しい、一般消費者向けの製品だった。ＣＳＲの製品という位置づけだったものを通常の収益事業に切り替えるという経緯もあり、僕自身の中で事業の目的やビジョンに混乱があったのだと思う。

それが１か月の自宅休養によって、ようやく整理がついたのだろう。

「社会貢献」なんて大げさなことではない。自分の仕事を通じて、困っている人の役に立つ。それ以上でもそれ以下でもない。

もし、本当に人の役に立つ製品なのであれば、きっと売上や利益も後からついてくるはずだ。そうシンプルに考えると、腹にストンと落ちた。

僕の気持ちは不思議と前向きになっていた。なんだか食事もおいしく感じられ、体調がどんどん良くなっていった。

40日の自宅休養の期間が過ぎ、医師の診察を受けた。

「もう大丈夫ですよ」

お墨付きをもらった僕は、仕事に復帰した。

「よし、やってやろう」

エネルギーがみなぎっていた。

日本初のマラリア専門NPOへ

あれから7年、僕は紆余曲折を経て、また新しいことにチャレンジしている。日本初の、マラリア専門NPO（非営利組織）の設立に携わり、いまは専務理事として駆け回っている。

日本ではすでに50年近く前にマラリアは制圧され、海外で感染する人が、年間100人程度いるくらいだ。日本人の多くは、マラリアという病気の名前は知っていても、それがいまなお世界三大感染症のひとつであることはあまり知らない。

アフリカの乳幼児を中心に年間60万人ほどが亡くなり、また、亡くならないまでも、何度も発症したり、周期的な発熱が起こって仕事や学校に行けず、開発途上国における貧困の大きな原因となっていることも知られていない。

日本での活動を通じてなんとかそうした状況を打破し、マラリアによって亡くなる子どもを一人でも救いたい。子どもを亡くして悲しんでいる母親を少しでも減らしたい。

「世界を少しだけ変えたい」

そんなに簡単なことではないことは分かっている。ＮＰＯへの協力や支援を求めていろいろな企業を訪問しているが、「水野さん、うちではちょっと難しいですよ」とやんわり断られるケースがほとんどだ。

しかし、本当に難しく、また大切なのは、挑戦を続けることだ。

日本に政策提言、啓発活動まで広く視野に入れたマラリア対策専門のＮＰＯができたことだけでも、ひとつの変化だ。ただ、ちょっとした変化はすぐもとに戻ってしまう。小さな変化を次につなげるためには、諦めず挑戦を続けていくしかない。そのために必要なのは、かっこいい夢や一時的な情熱ではなく、地道な行動の積み重ねだ。

と同時に、行動だけでもおそらく足りない。自分なりの信念や使命感がそこには不可欠なのだ。世の中の役に立ち、世界を良い方向へ変えていくための「場」を見つけ、自分のミッションを持ち続けなければならない。

この2つがあれば、たとえ50代でも60代でも世界を変えていくことができる。そう僕は信じている。

シニアこそ新しいキャリアへ挑戦を

本書は、僕が50代になってから、どういう経緯で世界を少しだけ変えたいと思ったのか、そしてどうやってそれに挑戦してきたかを振り返ったものだ。

シニアには若い頃のようなエネルギーはないかもしれない。しかし、多くの経験と知識、人脈、そして知恵がある。それらを上手に活かしながら、社会の問題や身の回りの課題に取り組むことができる。

人生80年といわれる現在、50代は社会に出てからほぼ30年。さらにまだあと30年という時間がある。まさに人生の折り返し地点だ。

これからの日本ではシニアこそぜひ、新しいキャリアに挑戦すべきだと思う。50代からでも十分間に合う。

また、シニアになってからの新しい挑戦は、20代の頃からのキャリアの積み重ねがものを言う。何十年にもわたる経験が、世界を少しだけ変えるために役立つのだ。この本では、若いうちからのキャリア形成についても僕なりの経験と考えを整理してみた。

シニアが様々な社会的な問題の解決にどう関わっていけばいいか、またそのためにどのように若い頃からキャリアを形成していけばいいか。

この本が一人でも多くの方にとって、ささやかな気づきのきっかけになれば幸いである。

２０１６年1月

ＮＰＯ法人　マラリア・ノーモア・ジャパン

水野達男

人生の折り返し地点で、
僕は少しだけ世界を変えたいと思った。

目次

はじめに

第1章

第1章

52歳のある日、目の前にアフリカが降ってきた！

「これも何かの巡り合わせだ」

そのとき、僕の頭の中は真っ白になった。

農薬ビジネスのエキスパートとして30年近くキャリアを積み重ねてきた僕の目の前に、アフリカが突然、降ってきたのだ。

2006年の秋、僕を呼び出した上司の執行役員はこう告げた。

「水野君、うちで10年ほど前からマラリア対策の防虫蚊帳をつくっているのは知っているよな。今度、アフリカに新しい合弁工場をつくって本格的に現地生産を始めることになったんだ。世界で年間3000万張りつくる予定だ。組織もこれまでのプロジェクトチームから正式な部に格上げする。君にその責任者をやってほしいんだ」

そう言って異動を打診されたのである。

マラリア対策の防虫蚊帳？

アフリカでの現地生産？

新事業の責任者？

すぐには事情がのみ込めなかった。

僕は長年、外資系企業で働いてきたし、海外でのマーケティングの経験はあったが、アフリカはまったく門外漢だ。農家や家庭菜園向けの農薬ビジネスについては誰にも負けないつもりだが、マラリア対策の防虫蚊帳のビジネスはまた別の分野である。マラリアのマの字も知らなかった。

それに当時は、国内の大手製薬メーカーから買収した農薬事業部門の統合にあたり、研修担当の部長を務めていた。少なくともあと1、2年はかかるプロジェクトだ。だから、50歳を過ぎていまさら新しい事業、しかもアフリカでの合弁工場の立ち上げに抜擢されるとは思ってもみなかった。

役員からは会社の考えや方針などいろいろ説明を受けたが、

「すいません。少し考えさせてもらってよろしいですか……」

と答えるのが精いっぱいだった。

それから1週間。

自分なりにその事業のことやアフリカについて調べ、また今後のキャリアをどうするか考えてみた。

分かってきたのは、会社としてはこれまでＣＳＲ（社会貢献）の目玉として手掛けてきたマラリア対策の防虫蚊帳を、アフリカに合弁工場をつくるのを機に収益事業に転換しようとしているということだった。

「オリセットネット」と名付けられたこの防虫蚊帳は、１９８０年代から伊藤高明さんという社内の研究者が中心になり、粘り強く開発を続けてきたものだ。

この蚊帳は、ただ防虫剤を塗っただけの蚊帳ではなく、アフリカの環境にも耐えられるように、防虫効果が長年にわたって継続するように特殊な技術が用いられている。伊藤さんは10年近い年月をかけて製品化にこぎつけた。

伊藤さんにもお会いし、一緒に酒を酌み交わしながら話を聞いた。

「世界で毎年５億人近くが感染し、１００万人以上が亡くなっているマラリアの被害を防ぐために、自分たちの技術を役立てたいんだ！」

そういう伊藤さんの熱い思いからスタートした、防虫蚊帳の研究・開発ストーリーには胸を打たれた。

でも、初めの頃は正直に言えば「なんで自分がやらないといけないんだろう」という気持ちのほうが強かった。「他人ごと」だったのだ。

ただ、僕に「ノー」という選択肢はなかった。

役員からの直々の打診、それも会社として重要な事業を任せたいというのだから、これを断れば役員の面子を潰すことになる。

「これも何かの巡り合わせだ」

僕は自分を納得させた。まずは、与えられた「年間３０００万張りの製造」というミッションに、全力で取り組むよう気持ちを奮い立たせた。

それまでの経験と知識を活かす

なぜ、「オリセットネット」事業の責任者として僕に白羽の矢が立ったか、当初はよく分からなかった。後になって、執行役員の強い推薦だったことを聞いた。

執行役員が僕を推してくれた理由のひとつは、僕が外資系企業に20年以上勤め、特に日本法人とアメリカ本社との間に立って調整する橋渡し役の経験を積んできたことだった。

アフリカに新たに合弁工場を立ち上げ、販路を拡大していくには、現地のパートナー企業との交渉や調整が不可欠だ。

しかし、海外の企業と日本企業では、業務の進め方や社内での意思決定のやり方、さらには組織風土まで様々な違いがある。そうした面での実務的な対応力を期待されたのだと思う。

もうひとつの理由は、僕の独特な経験を面白がってくれていたことだったようだ。

住友化学は、1990年代に米国の現地メーカーから農薬ビジネスを買収するなどして、海外展開に力を入れていた。特に、アメリカ、ブラジル、アルゼンチンで盛んな大豆栽培用の除草剤市場でシェアの拡大を目論んでいた。

ところが僕が住友化学に移る少し前、モンサントという世界的な化学メーカーが発売した除草剤とセットになった遺伝子組み換え大豆の種子が、アメリカや南米の大豆農家の間に急速に浸透し始めていた。

アメリカや南米で大豆を対象とした農業製品を扱う企業にとって、種子から除草剤まで自社製品でがっちり押さえてしまうモンサントのこの動きは大きな脅威となっていた。

何らかの対抗策を打ち出す必要があったが、それにはまず、相手を知らなければならない。住友化学に転職して米州担当となった僕は、アメリカの農家へ泊まり込みで調査に行くことにした。

アメリカの大豆農家はなぜ遺伝子組み換え種子を買うのか、どうやって従来の方法から切り替えたのか、契約内容はどうなっているのか、実際に使ってみてどう感じているのか。そうした生の生産者の情報は、現地法人や販売代理店を回るだけでは手に入らない。

僕は1週間ほどアメリカ中西部の穀倉地帯、インディアナ州の農家を泊まり歩き、現場の状況をレポートにまとめて会社に提出した。

このやり方は、マーケティングにおいて「カスタマー・インサイト・スタディ」と呼ばれている。僕は外資系の農薬メーカーに勤めていた30代の頃、社会人向けのマーケティング講座に通ってそれを学び、現場で応用していた。

具体的にいうと、日本では農家の規模が小さく、兼業農家が多いので、農家だけでなく農協、小売店、さらに特約店（卸）が、それぞれ農薬をどのようなプロセスで選択するかを理解するところから始め、マーケティングを組み立てていく。それぞれのチャネルの現場に入り込み、リサーチを徹底的に行い、新しいプロモーション戦略を立て、自社製品の売上を伸ばすことは、僕の得意分野だった。

そうしたマーケティングのスキルと経験が、アフリカという未知の市場における事業拡大に役立つだろうと見込まれたのだ。

「えらいところに来たな……」

2007年6月27日、僕は生まれて初めてアフリカに降り立った。「オリセットネット」を製造・販売するために設けられたベクターコントロール（媒介害虫制御）部の部長に就任して2か月後、部下と2人で訪れたのだ。

到着したのは、タンザニア北東部の中心都市、アルーシャのキリマンジャロ空港だ。当時、タンザニアに就航していた航空会社はオランダのKLMだけで、日本からまずアムステルダムに飛び、現地で1泊。翌日タンザニアへ向かった。飛行機に乗っているだけで合わせて20時間かかった。

アルーシャは人口30万人というタンザニア第3の都市であるとともに、アフリカ最高峰のキリマンジャロや世界自然遺産に登録されたセレンゲティ国立公園に近く、毎年数多くの観光客がやってくる。キリマンジャロ空港はその玄関口だ。

空港に着いたのはすでに夜の9時前で、空港の周囲は日本ではもう見かけることのない漆黒の闇に包まれていた。空港も、国際空港と言いながら日本の地方空港より小さいくらいだった。

初めて吸ったアフリカの空気は、意外に涼しく心地よいものだった。ちょうど雨季が終わった頃で、標高１４００ｍほどのアルーシャは高原地帯にあり、余計にそう感じたのだろう。

迎えに来てくれた現地の合弁相手、ＡｔｏＺ社の関係者と簡単に挨拶を済ませ、車でアルーシャ市内のホテルへ向かった。

空港からは50㎞くらいあり、一応、道路はアスファルト舗装してあったが、そこら中で道路は寸断され、さらに道幅が狭いため対向車が来るとそれぞれ砂利を敷いた側道にはみだしてゆっくりすれ違う。

そのとき、ふと車の横を見ると、真っ暗な中を歩いている人たちがいるのにも驚いた。暗闇でも平気なようで、おまけに暗闇でもちゃんと目が見えるらしい。

１週間のアルーシャ滞在中は、キリマンジャロの峰の名前を冠した「キボパレスホテル」

とＡｔｏＺ社のオフィスを行き来して過ごした。

住友化学では以前から、ＡｔｏＺ社に対して防虫蚊帳の製造技術を無償供与していた。それがどんなふうにつくられているのかを確認し、合弁工場の立ち上げについて詳細を詰めていくのが目的だった。

従来は技術供与だけだったので、それをどうつくるのかは基本的にＡｔｏＺ社の判断だった。製造される防虫蚊帳はあくまでＡｔｏＺ社の製品であり、品質管理も任せっきりだった。しかし、合弁工場での製造となると、それはやはり住友化学の製品となる。当然、住友化学として責任を持たなければならない。

蚊帳工場は雑然としているし、品質管理も行きわたっていない。「こりゃ大変だ、えらいところに来たな……」という思いを強くした。

向こうもおそらく、新米の部長が乗り込んできてあれこれ細かく聞くので、「水野っていったい何者だ?」「次は何を言い出すんだろう?」と思っていたことだろう。

一方で、ＡｔｏＺ社の幹部はみな非常に勤勉なことが分かった。経営者一族はインドからの移民で、幹部にもインド系が多かったからかもしれない。朝8時半頃に僕らがオフィスに行くとすでに出社して働いているし、帰りも僕らより遅くまでオフィスに残っていた。

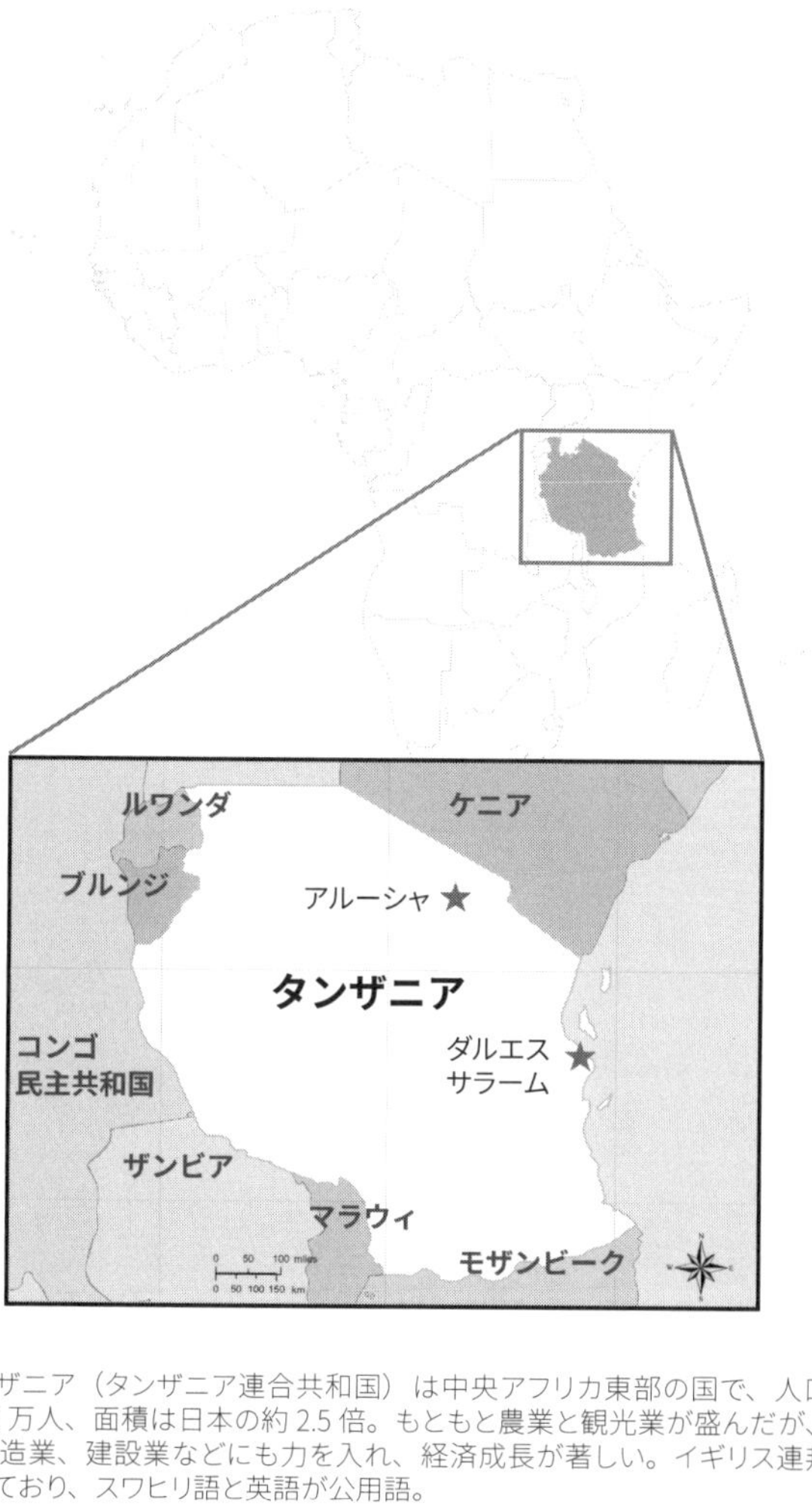

タンザニア（タンザニア連合共和国）は中央アフリカ東部の国で、人口は約5200万人、面積は日本の約2.5倍。もともと農業と観光業が盛んだが、近年は製造業、建設業などにも力を入れ、経済成長が著しい。イギリス連邦に加盟しており、スワヒリ語と英語が公用語。

前々から「アフリカの人間は働かない」という噂をさんざん聞いていたので、これは明るい材料だった。

全社注目のプロジェクト

「オリセットネット」は、社内ではただのCSR事業という扱いではなかった。住友化学という企業を代表する、全社レベルのプロジェクトであった。

その大きな理由は、アフリカでの「マラリア対策に貢献する」という点にあった。

多くの日本人にとってマラリアは遠い世界の病気というイメージしかないだろう。しかし、欧米をはじめ海外では、マラリアは人類が最優先に取り組むべき感染症のひとつであり、世界レベルの課題だと考えられている。当時としては、地球温暖化対策と同じかそれ以上の問題と認識されていた。

例えば、2005年に世界経済フォーラム（ダボス会議）に出席した住友化学の米倉弘昌社長（当時）が、アフリカにおけるマラリアの現状について話し合うセッションに参加したときのことだ。

このセッションは、国連ミレニアムプロジェクトのディレクターであったコロンビア大学教授のジェフリー・サックス氏が司会を務め、タンザニアのムカパ大統領（当時）やマイクロソフト創業者のビル・ゲイツ氏らも登壇していた。

そこで米倉社長は、「オリセットネット」の供給を拡大し、マラリア撲滅を会社として全面的に支援することを表明した。

それに続き、アフリカでは防虫蚊帳が十分行きわたっていないので、毎月数万人の子どもが亡くなっているという説明がされた。すると、それを会場で聞いていたアメリカの女優、シャロン・ストーン氏が突然立ち上がり、

「マラリアを運ぶ蚊からアフリカの子どもたちを守るため1万ドル寄付します。私に賛同する人は今すぐ立ち上がってください！」

と叫んだのだ。

たちまち30名以上のビジネス・リーダーたちが立ち上がり、5分間で100万ドルが集まったという。

米倉さんにとっても、経済や政治における世界のリーダーたちが集まるダボス会議において、マラリアはそれくらい高い関心を呼ぶ世界レベルの課題だということを目の当たり

にしたのは、とても印象的な出来事だったはずだ。

住友化学が毎年公表するＣＳＲレポートにおいて、「オリセットネット」によるマラリア対策への貢献は社長メッセージの中でも大きく取り上げられ、いまでもアフリカでの活動などについて紙面を割いて詳しく紹介されている。

それだけ全社的に注目されているプロジェクトだということは、僕にとって大きなプレッシャーであると同時に、励みになっていたのも事実であった。

商品への自信が確信に

「オリセットネット」の効果、すなわち商品力については自分なりに自信があったが、それが確信に変わったのは、タンザニアで訪ねた小さな診療所の医師と出会ったときのことだ。

ベクターコントロール部の責任者として僕は、実際に防虫蚊帳が使われている現場をよく訪ねていた。

合弁工場のあるタンザニアだけでなく、同じ東アフリカのケニア、モザンビーク、マダガスカル、さらには少し離れた西アフリカのセネガル、マリ、ナイジェリアなどにも足を延ばし、特に防虫蚊帳の配布拠点となっている病院やクリニックを訪問した。

これは僕の好奇心がいつもそうさせるもので、自社製品の利用者はもちろん、製品を配送・配布してくれている運送業者や、利用者の動向を現場で見ている医療関係者などいろいろな人の話を聞くことに興味があった。

辛口のコメントもたくさんもらえた。例えば、丈夫なのはいいが他の製品より重くてかさばる、という声があった。他の製品は多くがポリエステルの100デニール（1デニールは9000mあたり1gである糸の太さ）の糸を使うが、オリセットは150デニール以上の糸を使用していたからだ。その分、一度に運べる枚数が少なくなり、コストもかさむ。これは結構、大きな問題だった（現在も同じだと考える）。

また、蒸し暑いアフリカでも使いやすいよう、網目の幅を大きくして風通しを確保していたが、蚊帳の中が透けて見えるのでよくないと言われた。「そんなことを気にするのか」という感じである。

あるいは、国際機関では多くの家族が一緒に入れる、効率的で割安な立方体（レクタンギュラー）の蚊帳を多く配布したいと考えていたが、アフリカの一般家庭では違う製品が求められていた。価格は少し高くても、天井から1点で吊るせて使いやすい円錐形（コニカル）の製品を希望する声が多いということも知った。

そんな中で、僕が何より勇気づけられたのが、タンザニアの新工場からさほど遠くないところにあるウサリバー診療所の医師から聞いた話だった。

医師の名前はサムエル・サラキキャさんという。日本なら還暦を迎えるくらいの老医師である。

彼によると、以前も防虫蚊帳の配布をしていたことがあったが、半年ごとに薬剤の液に浸す必要があり、ほとんどの人がそんなことは忘れてしまっていた。

ところが、ＡｔｏＺ社が「オリセットネット」の技術で製造した蚊帳を配り始めた後、マラリア患者は大幅に減ったというのだ。

２００２年、５歳未満の子どものマラリア患者は年間９６５人だったが、２００７年には年間７５３人と約22％減少した。５歳以上の患者については２００２年に２３６４人だったものが１０１９人へ、なんと半減したのである。

自分が関わっているビジネスがマラリアという世界的に注目されている病気を減らすことに確実に役立っている。そういう確かな手ごたえを感じることができた瞬間だった。

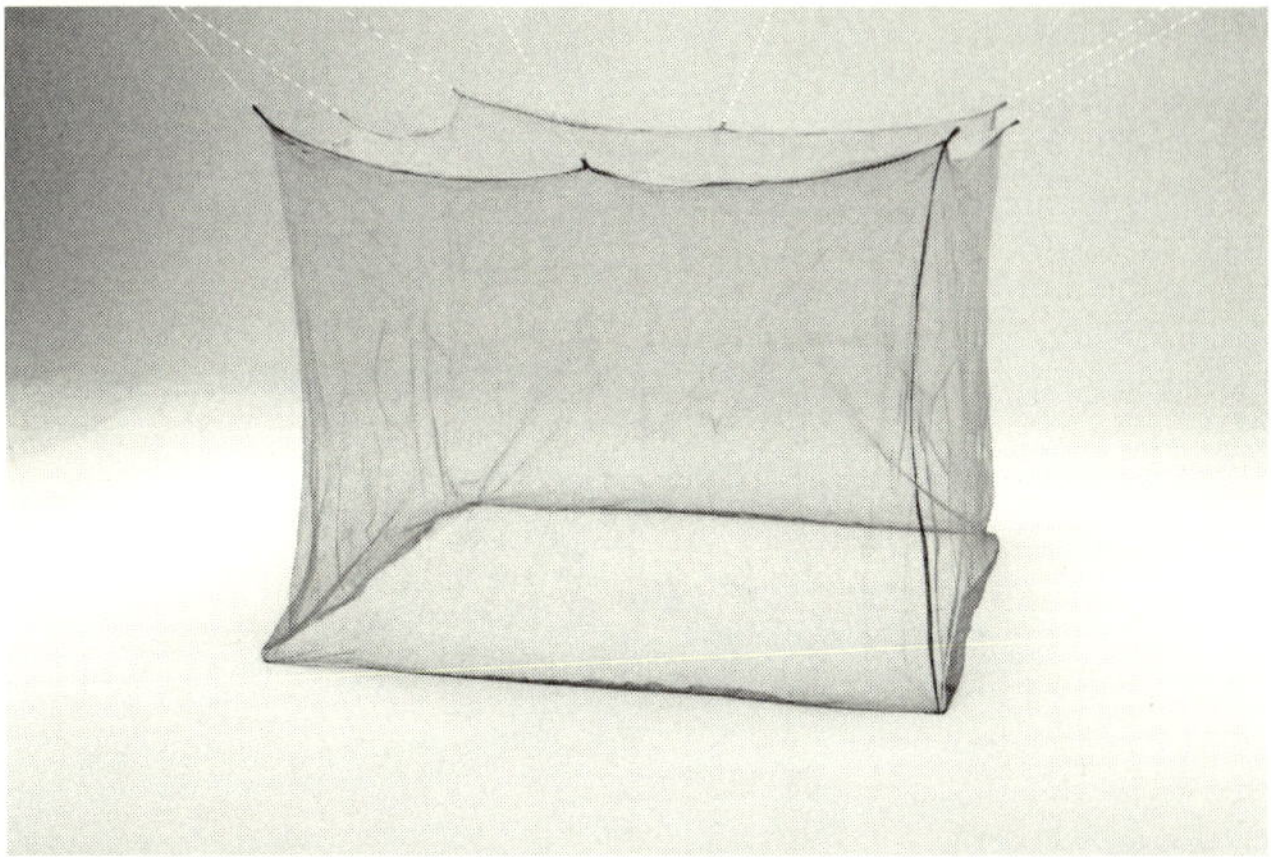

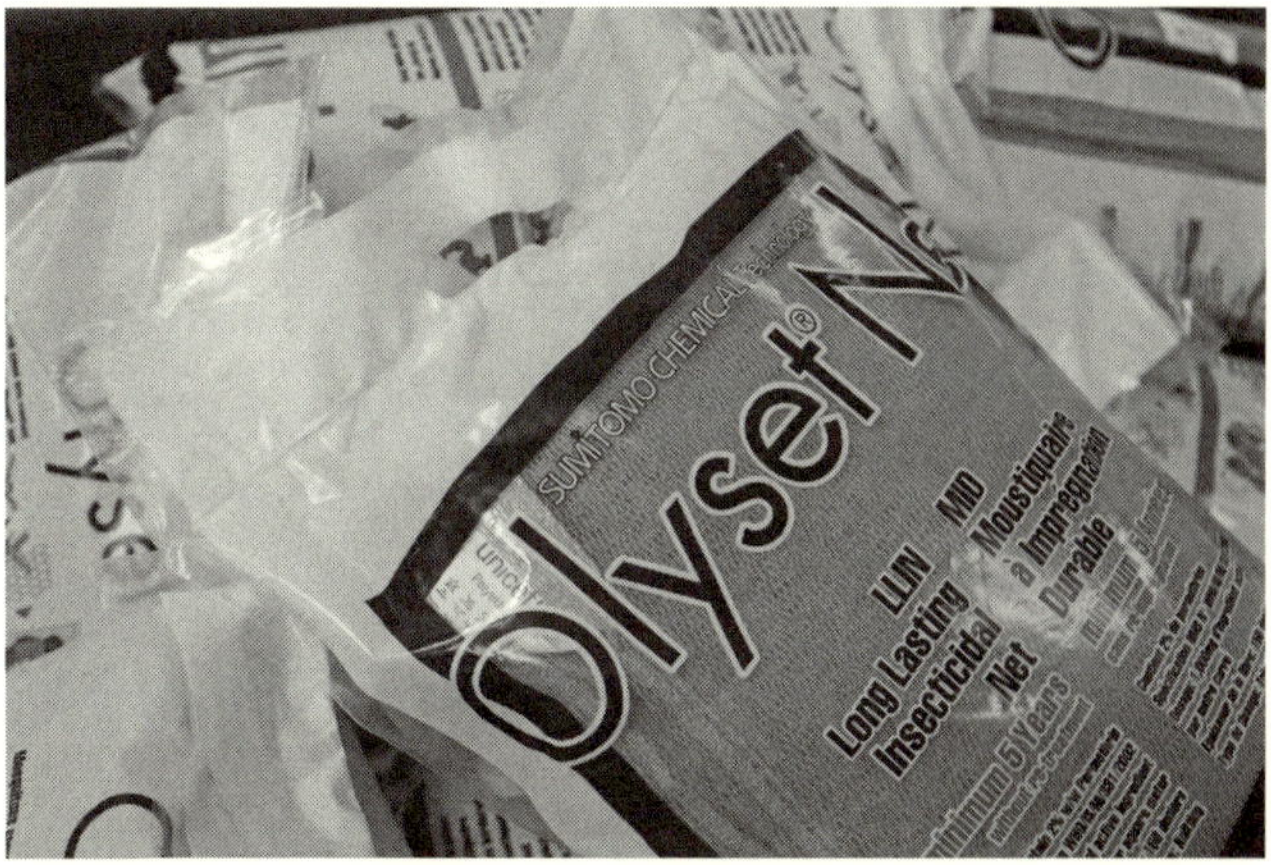

「オリセット®ネット」は、ポリエチレン素材にピレスロイドという防虫成分を練りこみ、薬剤を徐々に表面に染み出させることで防虫効果が５年以上持続する。また、暑いアフリカでも使いやすいよう、網目の大きさを工夫し、風通しが良い。
（写真提供／住友化学株式会社）

ただ、サラキキャ医師の話には続きがある。5歳未満の子どもの減少率は5歳以上の半分程度だ。これは、配布された蚊帳を実際に使っているのが子どもではなく大人だということを示唆していた。

WHO（世界保健機関）などの考えでは、5歳未満の子どもと妊婦の死亡者の減少がまず急務であり、そのため数字上はこれらの対象者をカバーするだけの蚊帳を配布していたのだが、実際には子どもたちまで蚊帳がまわっていなかったのだ。同じような話はケニアやマダガスカルでも聞いた。おそらく、他の国でも同じだったろう。

アフリカでは女性や子どもの家庭内での地位は大人の男性より相当低く、伝統や習慣からも子どもは土間で寝て、働き手の大人が蚊帳を吊るしたベッドで寝ているケースが多い。アフリカでは一家族にだいたい親子合わせて7人から10人いる。そこに国や国際機関から防虫蚊帳が2張り配布されても、幼い子どもが蚊帳の中で寝ることができるとは限らない。一家の働き手がマラリアにかかるのを防ごうとすることには、確かに一定の合理性がある。子どもたちの命や妊婦の健康も大切だが、それ以上に経済の論理や社会の伝統、慣習が優先されているのだ。

どうすればいいのか。答えは簡単ではない。

でも、できるところから取り組んでいくしかない。例えば、一家族に配る蚊帳の量を増やす。マラリア対策の知識が十分ではないのであれば、出産前の母親教育や、蚊帳の配布時などの機会を使って啓蒙活動に力を入れるのだ。

たくさんの親子が集まる無償配布

病院やクリニックを回る際には、「オリセットネット」の無償配布を手伝うこともあった。

タンザニアの合弁工場が立ち上がる前からすでに、中国とベトナムにある工場で製造した「オリセットネット」を、ユニセフやＷＨＯなどが買い上げてくれ、それをアフリカ各地で乳幼児のいる母親に無料で配布していた。

クリニックの玄関や病院に「〇月〇日に防虫蚊帳を無償配布します」というポスターを貼ったり、広報宣伝車を街中に回らせたりして告知した。

母子手帳などないから、蚊帳が配布される条件は５歳未満の子どもがいることで、さらに子どもを実際に連れてこないと受け取れない。

当日、乳飲み子を抱いたりしてずらりと並んだ母親に聞くと、炎天下を10数km離れた村から歩いてきたという人がたくさんいた。列の中には2～3歳くらいの弟を背負った10歳くらいの女の子もいて、彼女は8kmほど歩いてきたと言っていた。

「みんな、我々の防虫蚊帳を待っているんだ」

と強く印象に残った。

ますます、この仕事の意義を感じるようになった。

笑顔で乗り切った開所式

しかし、合弁工場の立ち上げは当初、思うようには進まなかった。製造機器の調達と搬入・設置に手間取り、信用のおける従業員の確保も紹介中心にならざるを得ず、いきなり操業開始が半年遅れとなった。

「52歳にもなって、なんで急にアフリカなんだ？　なんでマラリアなんだ？」

そういう気持ちが再び湧き起こる一方、矛盾するようではあるが「何とかうまくいかせたい」とも思っていた。

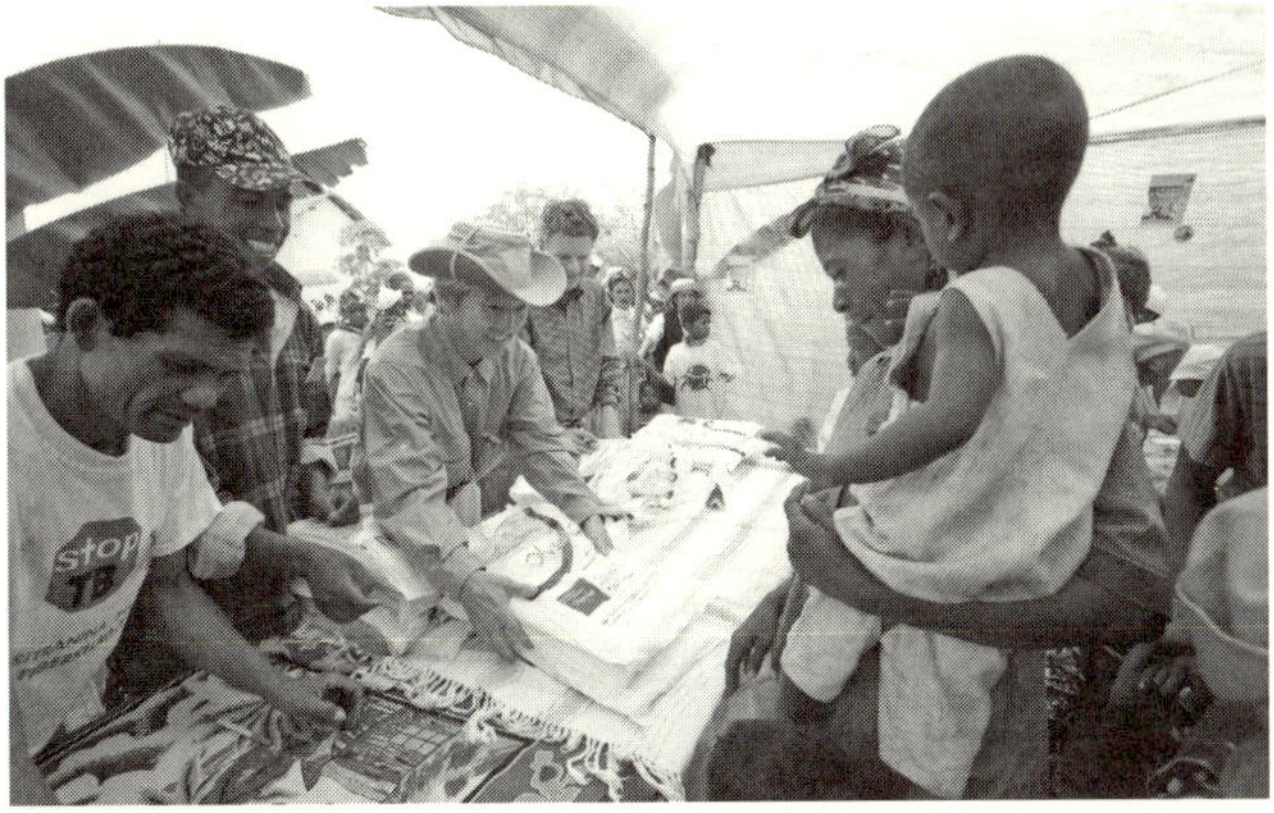

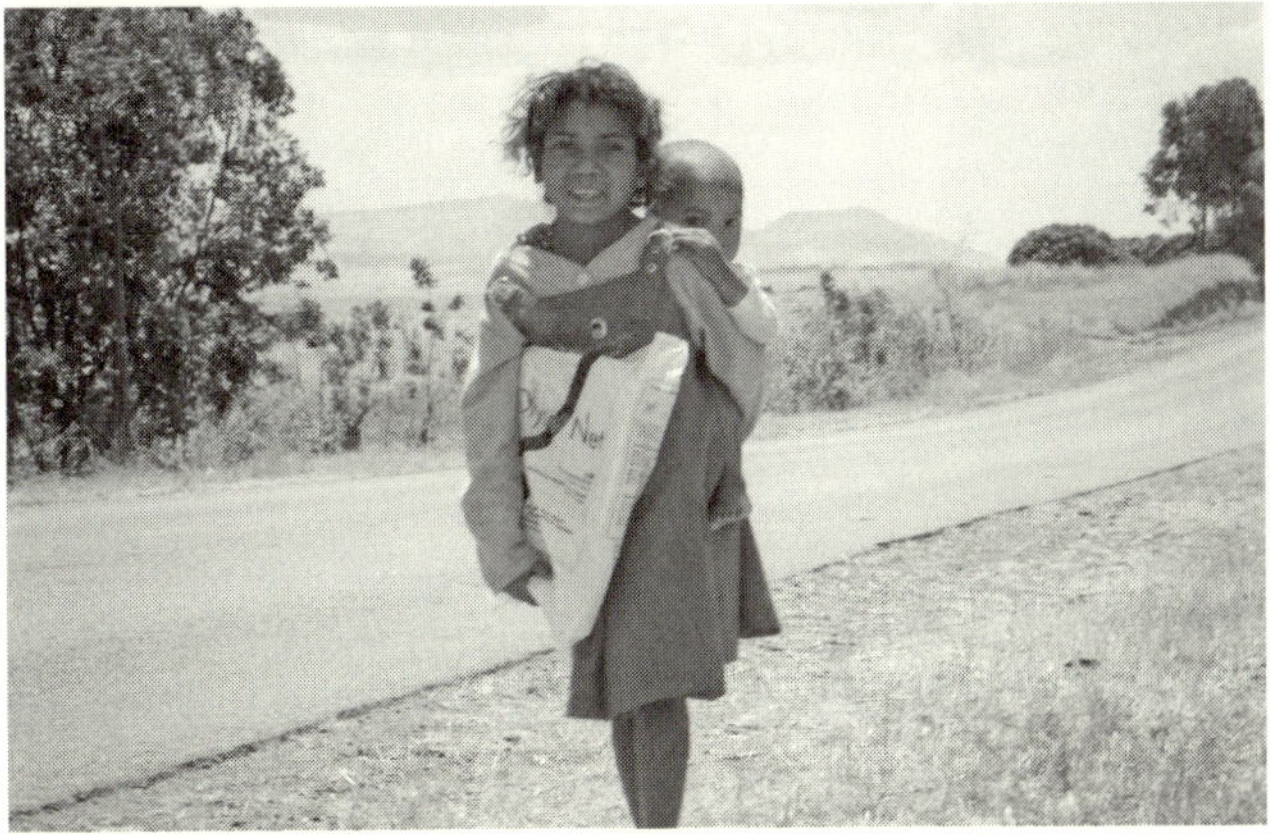

（上）マダガスカルで「オリセットネット」の無償配布を手伝った。直接手渡すことで「役立っている」という実感を得られた。

（下）8 km以上、幼い弟を背負って蚊帳を受け取りに来た少女もいた。

（写真提供／住友化学株式会社）

会社を代表するCSR事業だったし、部を立ち上げた際のメンバーには、かつて青年海外協力隊としてケニアで現地生活を経験した者や、自身がマラリアにかかったことのある者もいた。知識、経験、アフリカへの情熱などを兼ね備えたメンバーが揃ったチームだったのだ。彼らの力からすれば、アフリカでの現地生産や販売もそれなりにうまくいくだろうとタカをくくっていたところがあった。そんな僕の甘い見通しが、次々に打ち砕かれていったのだ。

特に大変だったのが、やはり予定から半年遅れとなった工場の開所式だった。本来なら、僕にとってアフリカで最初の大きな晴れ舞台であるはずだったが、実際には苦労と心労は限界まで達していた。

２００８年2月8日。ゲストには現地政府関係者、ＷＨＯなどの国際機関、そして住友化学関係者など約２００名を招く予定になっていた。タンザニア側のゲストについてはＡｔｏＺ社がアレンジし、国際機関と日本からのゲストは僕と米国子会社のスタッフが担当した。

事前準備で一番苦労したのは、現地関係者を除く１８０名が一度に泊まれるホテルを確保することと、開所式が行われる会場とホテルの間のロジスティクスだった。

ＶＩＰが多数含まれるので、失礼がないよう直前までチェックしたが、それでもホテルの浴室のお湯が出ないなどトラブル続出。ロジスティクスも、あちこち手を尽くしてようやく大型バスを数台確保した。

主賓は、タンザニアのキクウエテ大統領、ＷＨＯの「ロール・バック・マラリア・パートナーシップ」のエグゼクティブ・ディレクターであるアワ・マリ・コールセック博士、そして住友化学の米倉社長（当時）だ。

そのほか、世界中のマラリア対策関係のトップクラスにはほとんど招待状を送り、メディア関係も日本の新聞社数社が記者を派遣してくれることになっていた。

さらに、元サッカー日本代表の中田英寿氏も参加者に含まれていた。

ところが数日前になって、ＷＨＯのコールセック博士が所用で欠席するとの連絡が入った。彼女はセネガルの元厚生大臣で、マラリア撲滅運動の世界的なシンボルであり、ある意味、主賓中の主賓だ。

さらに前日になって、今度はキクウエテ大統領も急きょ、内閣改造を行うことになって欠席するとの連絡が入った。

「いったいどうなるんだ？」

僕はお先真っ暗という気持ちになった。

開所式当日、僕はスタッフの宿舎にしていたホテルの一室で朝を迎えた。キクウエテ大統領側からは代理の出席者を手配しているとの連絡は入っていたが、それが誰なのか、また式典に間に合うのかなど、気になることが山積みだった。

当日の日記を見ると、起床は朝6時20分。ベッドから起き上がると、横のテーブルに日本を出発するときに書店で買った雑誌があった。手に取ってぱらぱらと開くと目に入ってきた言葉があり、僕は次のように日記に書き留めていた。

「明らかに自分の今の力を超えるものがある。全力で努力しても手が届かないこともある。しかし、それは失敗ではない。すべては学びだ。少なくとも、心の傷として残ることはない。これ以上できなかったと思えるほど努力をした結果であれば、見た目には失敗であっても、それはまた大切な財産になることを私は知っている」

まさにこの一文は、そのときの僕の心境そのものだった。

思わず頷き、自分たちの力ではどうしようもないことで悩むことなく、自分たちにできることをこれ以上できなかったと言えるところまでやり遂げよう。そういう努力をした開所式にしよう。そう僕は心に誓った。

開所式は結局、２時間以上遅れたが、地方出張中だったシャイン副大統領が飛行機で駆けつけてくれ、なんとかスタートできた。

式典の後はテントを張っての野外での昼食会を行い、その後、工場視察、レセプション、さらにホテルへ移動しての晩餐会と続いた。

その間、僕が心がけたのは「笑顔」だ。何があっても来賓のみなさんには笑顔で対応しよう。それだけを自分に言い聞かせ、笑顔で一日を終えた。

心の中にはいろんな思いが渦巻いていたのは事実だ。でも、始まってしまったら、あとは流れの中でやり通すだけだ。

住友化学のスタッフもみんな、笑顔で対応してくれたのがうれしかった。出張前に娘がお守りを渡しながら、「笑顔でね」と言ってくれたお蔭でもあったと思う。

いろいろなゴタゴタの中でも僕が笑顔でいることに気づいた社長秘書の平山さんは、「よくまあ、あれだけ笑顔でいられましたね」と言ってくれた。でも、内心は気が気じゃなかったのは今だから言える話だ。

予定のプログラムが、全て無事に終わったとき、一気に緊張が解けて気が抜けたようになった。

日本から来ていただいた多くのゲスト、現地大使館の皆さん、そして海外の要人の世話をしてくれた海外組のスタッフ、さらに日本からの来賓と会社幹部の世話をしてくれた日本人のスタッフ、ＡｔｏＺの人たち……。

あらゆる関係者に感謝の気持ちが自然に湧き上がってきた。

仲間と一緒でなければやり遂げられないことがある。そう感じた貴重な体験だった。

アメリカ大統領にもらった励まし

さらに、新工場の開所式からわずか10日後、忘れもしない２００８年2月18日、アメリカのジョージ・ブッシュ大統領夫妻（当時）が工場視察にやってきた。

経緯はこうだ。

米国は当時、大統領の肝いりで大統領マラリア対策イニシアチブ（ＰＭＩ）という政策を掲げ、アフリカ54か国の中でマラリアが発生している38か国からさらに14か国を選び、

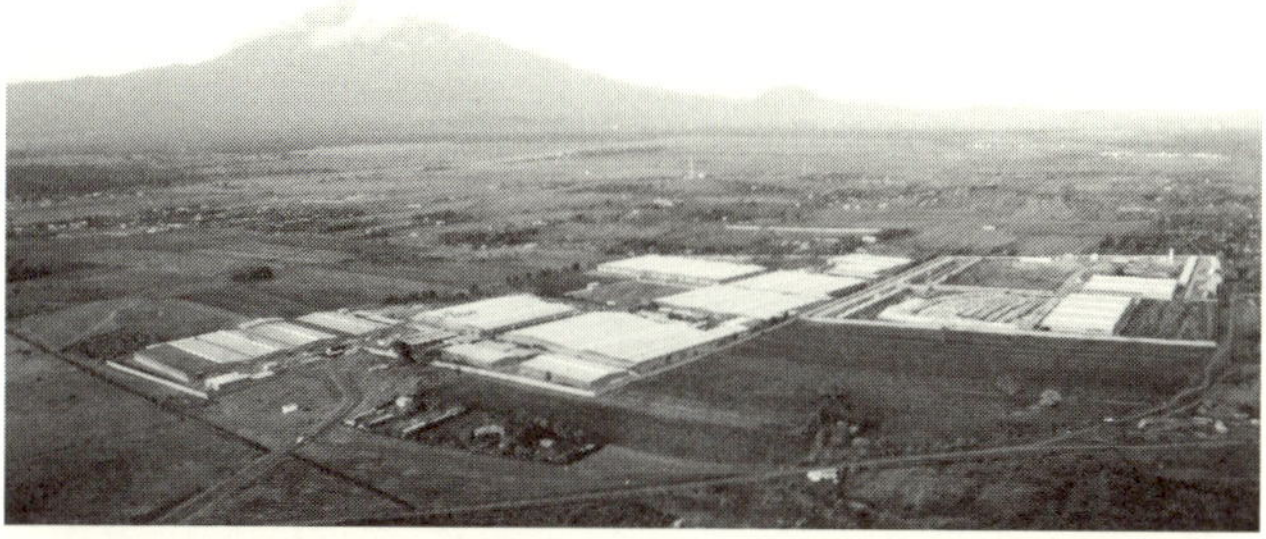

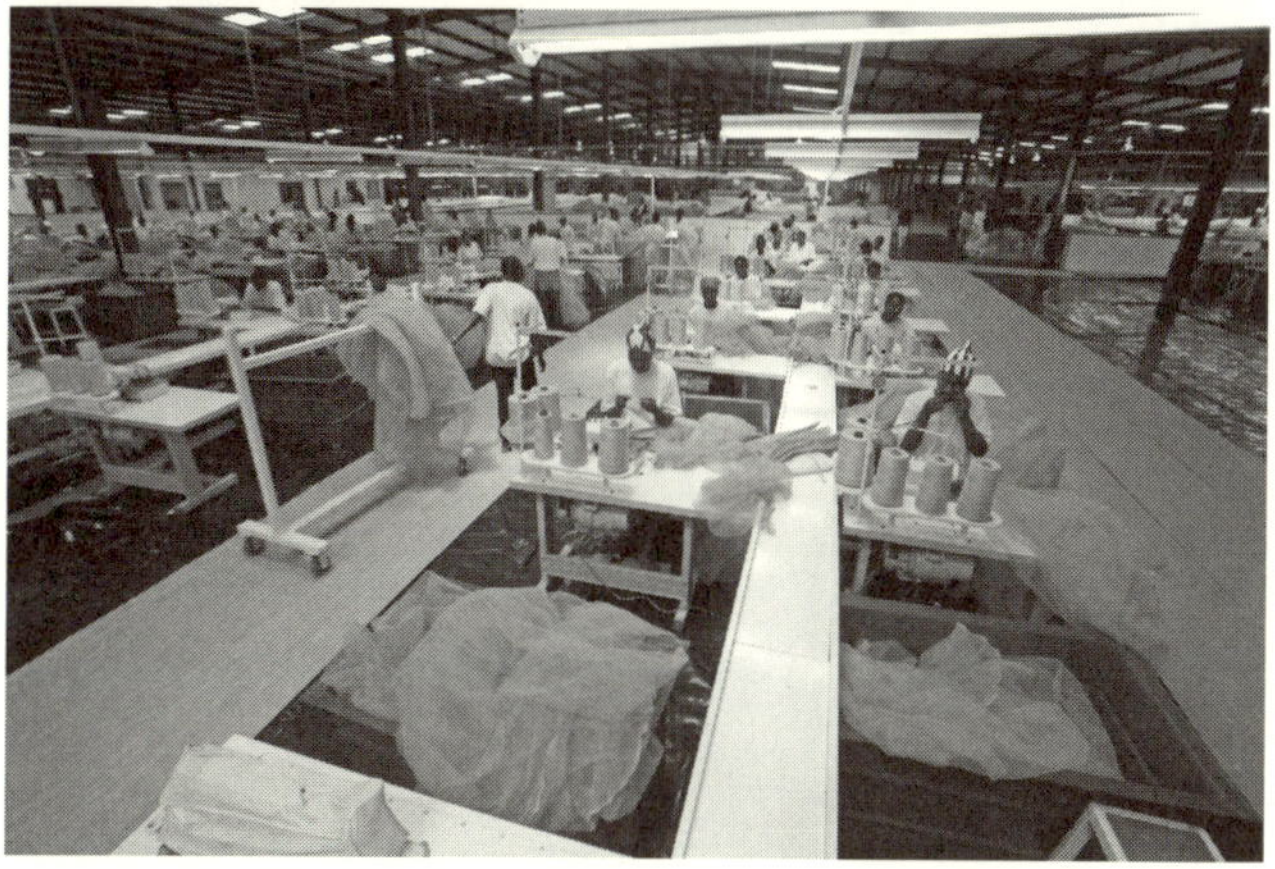

（上）タンザニアのアルーシャにあるAtoZテキスタイル・ミルズ社と住友化学との合弁工場の敷地の全景。AtoZ社では、穀物の運搬袋、Tシャツなど他の縫製製品も製造している。

（下）蚊帳工場では年間3000万張りの防虫蚊帳を製造できる能力がある。

（写真提供／住友化学株式会社）

アメリカ疾病管理予防センター（CDC）が中心になってマラリア対策を支援していた。

9・11のアメリカ同時多発テロの後、アメリカはテロ組織の温床とならないよう途上国支援に力を入れ始めており、そこには今後のアフリカの資源開発における優位性を確保する狙いもあったといわれる。

そんな中、3か国をブッシュ大統領が1週間ほどのスケジュールで訪問し、現地の状況や成果を確認することになったのだ。

CDCは特に、住友化学が技術供与し、現地企業AtoZ社が生産した防虫蚊帳を用いたタンザニアでのマラリア対策の成果を高く評価していた。そこで、アフリカにおけるマラリア対策の先進的な取り組みを支援する一環として、ブッシュ大統領が新しくできる合弁工場を視察したいということだった。

前年秋に米国政府から住友化学に訪問の打診があり、僕がホワイトハウスへ打ち合わせに行ったりしていた。

米国大統領の行動スケジュールは極秘中の極秘であり、ホワイトハウスでは例外的に情報を明かす対象者を事前に申告するよう求められた。そのときうっかり妻の名前を入れるのを忘れ、家でしゃべっていいものかどうか困ったのは笑い話だ。

世界中から２００人近くのゲストを招いた新工場の開所式が終わった直後、今度は入れ替わりで米国の大統領警護チームがやってきて工場の警備を開始した。

これがとんでもなく厳重で、自分たちの工場に入るのにもいちいちＩＤチェックを求められたり、空港にあるような金属探知機が工場の入口に持ち込まれたり、３日前からはトイレも一部を除いて使用禁止になった。

事前にブッシュ大統領とローラ夫人に似た代役（影武者）によるリハーサルが数回実施され、「こんな質問をするはずだ」ということで想定問答も行った。

こちらはその都度、事前に準備して代役の質問に答えたのだが、結局ほとんど役に立たなかった。

当日、ブッシュ大統領夫妻が工場に立ち寄ったのは40分ほどだった。工場内の案内は住友化学の当時の部門長である大庭専務とＡｔｏＺ社のＣＥＯが行い、事務所での質疑応答は僕が担当した。

このときのブッシュ大統領のコメントで、いまも鮮明に覚えていることが３つある。

ひとつは、「マラリア対策はグローバルな最重要課題であり、それに日本が貢献していることに敬意を表する」と褒めていただいたことだ。

2つめは、「米国政府もこのマラリア対策に補助金を出していて、タンザニアはその中でも重要な国である。防虫蚊帳の製造・販売というビジネスを持続的なものにするためにはぜひ成功してほしい」と激励されたことである。

そして最後に、「本当は日本の会社ではなく、アメリカの会社がこういう事業をやっているところに来たかった」とおっしゃってくれたことだ。

面と向かってアメリカ大統領からそんなふうに言われると、自分や会社だけでなく、日本（日本人）を代表しているような気がして、とても誇らしかったことがいまでもはっきりと思い出される。

アメリカ国内のニュースでは、ブッシュ大統領がタンザニアにあるマラリア対策用の防虫蚊帳の合弁工場を視察したことが大きく紹介された。ただ、そこには現地企業のＡｔｏＺ社しか登場せず、合弁相手が日本企業だとは一切出てこなかった。日本国内では、ニュースにすらならなかった。

このときのアメリカ大統領の励ましは、マラリアで子どもを亡くした若い母親の映像とともに、おそらく心のどこか深いところに刺さって、僕が「オリセットネット」の事業を「自分ごと」としてとらえる大きな転換点になったと思う。

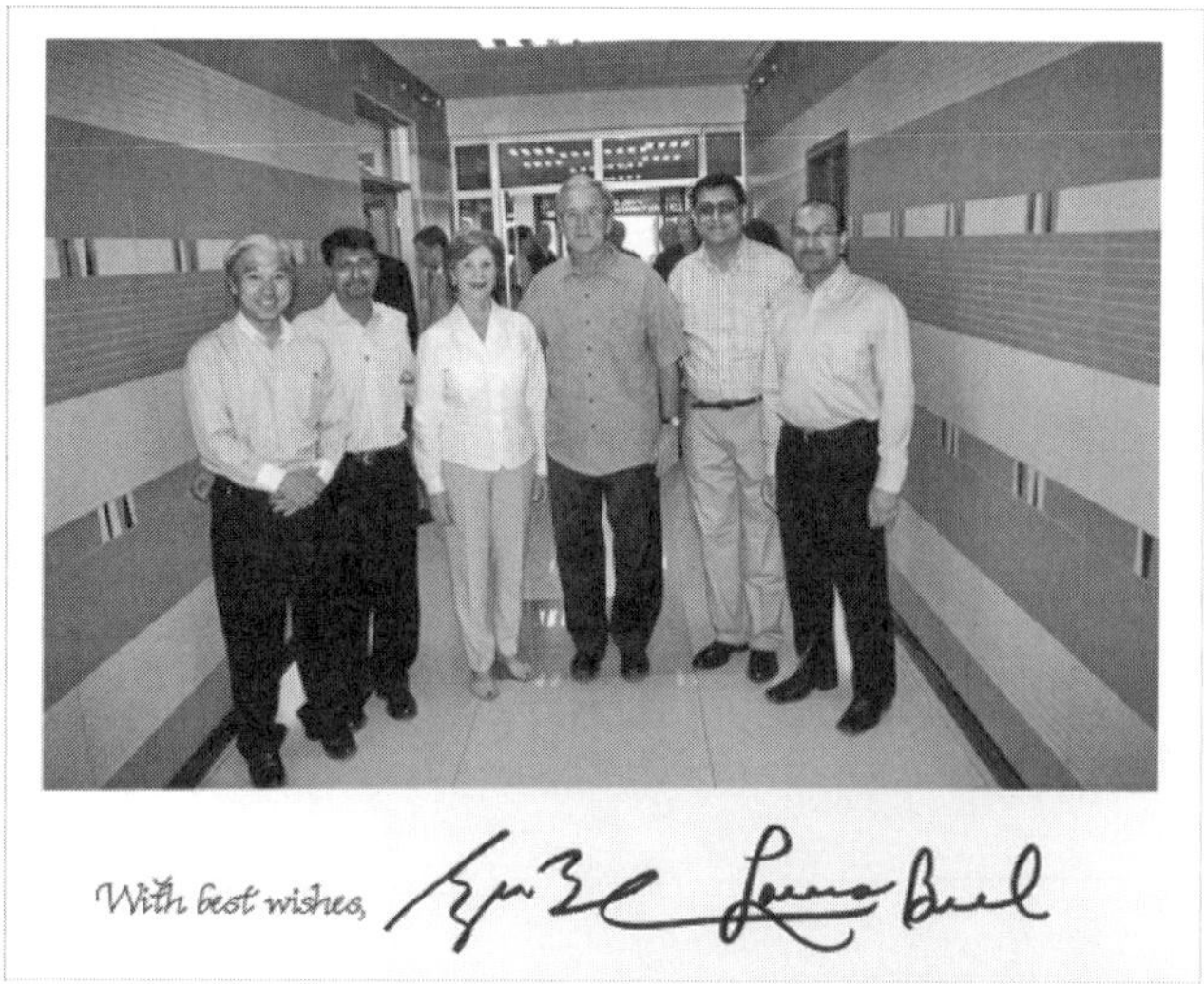

AtoZ 社と住友化学の合弁工場を視察したブッシュ大統領、ローラ夫人とともに。

マラリアの真実①

病気の中で子どもの3大死亡原因のひとつ

マラリアは、エイズ、結核と並んで世界3大感染症のひとつといわれる。

WHOが発表した最新のワールド・マラリア・レポートでは、2015年に2億1400万人がマラリアにかかり、死者は約43・8万人と推計している（いずれも推計中間値）。約1分に1人のペースで命を落としている計算だ。

また、死亡者の7割近くは5歳未満の子どもたちである。5歳未満の子どもの死因のうち、出産中の容体急変など新生児期の死因が多いが、肺炎、下痢につづき、病気による児童の死亡原因の中でマラリアはトップスリーに入っている。

さらにいえば、世界のマラリア死亡者の90%はアフリカの人々が占める。マラリアはアフリカの子どもたちにとって命に直接かかわるリスクだといえる。

こうしたことから、これまで多くのマラリア対策資金がアフリカに供与され、マラリアの感染者数はアフリカでは2000年から2015年までの間に2億6200万人から2億1400万人まで18・5%減少した。死亡率も全世界で60%、アフリカでは66%も下がった。しかし、最近新たにエジプトで感染が拡大しているという情報もあり、まだまだ撲滅には遠い状況である。

5歳未満の子どもの死亡原因

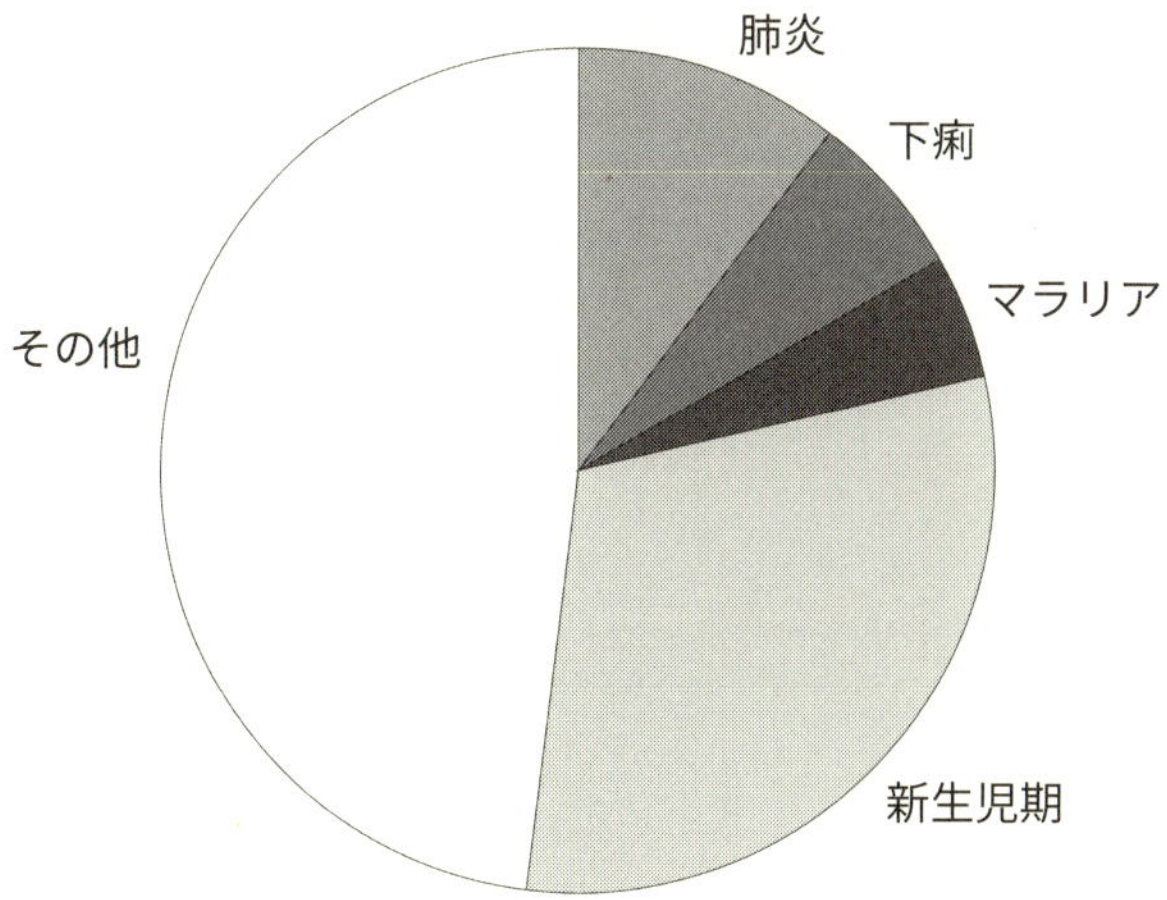

（「Global, regional, and national causes of child mortality in 2000–13, with projections to inform post-2015 priorities」より）

第2章

未知の海外市場でビジネスを立ち上げるということ

新工場立ち上げ後もトラブルの連続

なんとかタンザニアで新しい合弁工場を立ち上げたものの、その後もなかなか順調にはいかなかった。

工場が稼働するとアフリカへの出張は減ったが、今度は主要な顧客であるユニセフなどの国際機関や欧米の国際NGOとの交渉のため、コペンハーゲン、ジュネーブ、ロンドン、ニューヨーク、ワシントンなどへの出張が増えた。

日本にいるときは、毎日午後3時くらいになると時差6時間のタンザニアから連絡が入る。しばらくするとヨーロッパが朝になり、夜の10時過ぎになると今度はアメリカがスタート。毎日夜9時ごろまで会社に残り、それから帰宅して深夜まで、部下や取引先と電子メールや国際電話でやりとりしていた。

部としては、中国とベトナムで年間1500万張り、タンザニアの新工場で年間1500万張りが加わり、合計3000万張りの防虫蚊帳を生産する計画を立てていた。

当時の上司であった津田重典執行役員はよく、商品ラベルにVC3000と書かれたのど飴を持って僕のデスクへやってきて、「これ、よろしく頼むよ」と冗談のように言っていた。ＶＣはベクターコントロール（媒介害虫制御）、３０００は３０００万張りの生産・販売目標にひっかけたものだ。

「分かってます。任せてください！」

僕は明るく答えていたが、実際にはタンザニアの合弁工場での生産が安定せず、さらに問題だったのは販売も計画通りにはいかず、３工場の在庫が７００万張りを超え、どんどんたまっていたことだった。

そうした疲労と緊張、ストレスの蓄積で、僕の身体は悲鳴を上げた。

突然、腰が抜けて立てなくなる

あれは２００８年7月23日、久しぶりに有給休暇をとって、理学療法士として鴨川の病院に就職した息子のところへ遊びに行ったときのことだ。

迎えに来た息子と車で千葉県市川市の自宅を出発。途中で温泉に入り、鴨川の地魚を振る舞う鮨屋で食事し、寮になっている２ＤＫのマンションに泊まった。

翌朝、息子がつくってくれた簡単な朝食を一緒に食べ、7時30分くらいに息子は出勤していった。僕はその日も有給休暇をとってきていたので、ゆっくり帰るつもりでいた。

玄関で息子を見送って和室の居間に戻り、壁を背にして座り込んだそのときだ。腰が抜けたようになって力が入らず、その場にへたり込んでしまった。

「あれ、おかしい。いったいどうしたんだ」

身体が全然いうことをきかない。心臓がバクバクし、呼吸が苦しくなり、冷や汗が止まらない。生まれて初めての経験だった。僕はパニックに陥っていた。


しかし、しばらく落ち着いて考えてみれば、身体に力が入らないだけで、特にどこが痛むわけでもない。少し落ち着いて様子を見てみよう。そして、2～3時間ほどぼーっと座っていただろうか、昼前になり、なんとか立ち上がることができた。気持ちの面でも落ち着きを取り戻していた。

「よし、何とか帰れるかもしれない」

決心して車に乗り込み、自宅に向かった。でも、またパニックになって手足に力が入らなくなったらどうしようと思うと、高速道路は怖くて走れない。そこで、一般道をノロノロと進むことにした。途中のコンビニやうどん屋の駐車場で休み休みしながら、行くときの2倍以上の時間をかけてようやく帰宅した。

夕刻、会社に電話して当時の上司の対馬和礼事業部長に事情を説明し、翌日、近所の総合病院へ行って診てもらった。

問診の結果、下された診断は「過労」だった。診断書には「うつ状態（抑うつ）」と記載されていたが、僕には知らされなかった。

「水野さんの会社だと、この診断書を提出すれば1週間休んでもらうことになりますよ」と説明を受けた。

その週、予定では上司とニューヨークとワシントンDCへ行くことになっていた。

「1週間も休めません！」

と思わず叫んでいた。しかし、医師はとにかく診断書を提出してくださいと繰り返すだけだった。

次の日、僕は納得がいかないまま会社へ行って上司に診断書を渡した。すると、そのまま健康管理室へ回され、「すぐ帰宅して休むように」と言われた。

しかし、それまでの生活を急に変えることはできない。実際にはパソコンや携帯電話を持ち帰り、自宅で仕事を続けた。

1週間後、再診を受けた。

「この1週間、何していましたか?」と医師から聞かれた。

「出張をやめ、自宅でゆっくり過ごしていました」と答えたが、医師からはさらに、「どんなふうに1週間を過ごしていましたか?」と再び質問を受けた。

僕は、「パソコンと携帯を自宅に持ち帰り、仕事をしていました」と正直に答えた。

すると、「そうですか。それでは今度は会社にそれらも全部置いてきて、30日間は自宅で何もしないで安静にしていてください。なんなら、ここで入院用の病室も用意できます」

そう宣告されたのだ。自分の状況がよく理解できなかった。

届けなければ、意味がない

冒頭で述べたように、この自宅休養の間に、僕はアフリカの若い母親のことを思い出し、「自分のやるべきことは何か」を問い続けていた。

そして、ビジネスの数字を気にする前に、まず製品を使ってくれる顧客のことを最優先すべきだということに気がついた。僕は、「届けなければ、意味がない」と思うようになり、そのためのアイデアをいろいろ考え始めた。

休養期間が終わるころ、僕はあることを決意していた。たまりにたまった在庫を、思い切って赤字覚悟で処分することにしたのだ。

ちょうどその頃、ＷＨＯと国連の方針転換があり、追い風となった。それまで5歳未満の子どもと妊婦に重点的に防虫蚊帳を配布していたが、実際にはその蚊帳は家庭の中では父親など男性の大人が優先的に使っており、乳幼児の感染率が大人ほどは下がっていなかった。そこで、５歳未満の子どもと妊婦に限定せず、「ユニバーサル・カバレッジ」と名付けて一家に2枚配布することに変更したのだ。国際機関が従来よりも多くの防虫蚊帳を調達することになり、我々は思い切った価格で応札した。

ＷＨＯと国連以外にも、新たな販路を探した。世界銀行や世界エイズ・結核・マラリア対策基金（略称・グローバルファンド、当時は世界基金と呼ばれていた）、あるいは先ほどふれたアメリカの大統領マラリア対策イニシアチブ（ＰＭＩ）などにアプローチし、在庫は予想以上のペースで解消できた。原材料の調達コストを見直し、工場の稼働率アップなど生産性の改善にも取り組んだ。
僕の狙いは見事に当たった。

「オリセットネット」とBOPビジネス

「オリセットネット」はこの頃になると、アフリカにおけるBOPビジネスの先駆的なケースとして、あちこちで取り上げられ始めた。

BOPとは「ピラミッドの底辺（Base of the Pyramid）」の略で、購買力平価で年間所得が3000ドル未満の層を指す。この層は2007年時点で、開発途上国を中心に世界の人口のうち7割、約40億人にも達していた。

現状は購買力は低いものの、その圧倒的な人口ボリュームから、今後新たな中間層となる可能性を秘めており、10年ほど前からこの層を新たな顧客やビジネスパートナーとするBOPビジネスが、日本を含め世界中で注目されているのだ。

BOPビジネスは、BOP層の人々にとっても大きなメリットをもたらす。ビジネスの手法で、貧困、安全な飲み水の不足、栄養不良や感染症の蔓延など彼らが暮らす社会の問題を解決することにつながるからだ。

従来、途上国のこうした社会的課題を解決するためには無償援助や開発支援という手法が用いられてきた。しかし、そこには最初から「援助する側」と「援助される側」という構図があり、「援助される側」はいつまでたっても自立できないというジレンマがある。

その点、ＢＯＰビジネスは、現地の人たちを顧客としてモノやサービスを提供したり、従業員として雇用したり、パートナーとして一緒に事業を起こしたりすることで自立を促していく。製造だけでなく流通に関わる人たちも巻き込み、雇用機会の創出など多様な関係性を生み出すことができる。いまも、アフリカをはじめとする途上地域では、仕事に就くこと自体が極めて困難なのだ。

住友化学の「オリセットネット」事業では、タンザニアに合弁工場をつくり、現在で約７０００人の雇用を生み出している。こうした現地生産による雇用創出が、「オリセットネット」がアフリカにおける日本のＢＯＰビジネスの先駆例として捉えられている理由だ。

ただ、販売・マーケティング面についてはいまだ、国際機関からの資金を元に現地の保健省やＮＧＯなどが購入し、無償配布かもしくは安価で提供するケースがほとんどである。この点については、従来の無償援助のパターンから抜け出せていない。

もちろん、他の競合会社がやっていないアフリカでの現地生産、さらに後に紹介する官民協働でのバウチャープログラムやスーパーでの販売といった、新たな販売・マーケティング手法の取り組みは、現地の人たちをビジネスに積極的に巻き込み、彼らの自立や購買を促す活動として評価されるものだと思う。

それを踏まえたうえでなお、このビジネスを推進してきた当事者として、「オリセットネット」は必ずしも「ＢＯＰビジネス」とはいえないと感じていることを正直に申し上げておきたい。

急速に変化しているアフリカ社会

当時のアフリカがどのような状況だったか、僕の視点で紹介しておきたい。

２００７年にベクターコントロール部の部長になって以降、僕はたびたびアフリカに出張し、現地の社会や人々の変化を目にしてきた。

当初、アフリカのことはほとんど知らなかったが、いろいろな都市ではすでに家電や食品、オートバイなど様々な欧米の製品が売られ、使われていた。新しいビジネスがいくつも生まれつつあり、アフリカが将来、有望な消費マーケットになるであろうことはすぐ分かった。ただ、その発展のプロセスやスピード感が、日本や欧米とはかなり違うのだ。

例えば、工場をつくっていたタンザニアのアルーシャを最初に訪ねたとき、現地の主要部族のひとつであるマサイ族の人たちが、すでに携帯電話を使っているので驚いた。ところが、携帯電話のほかは昔のままで、移動は徒歩だし、水汲みに行く際はロバを連れていた。着ているのも伝統的な衣装だ。その組み合わせがなんとも奇妙だった。

２０１２年頃になると、マサイ族が水汲みに自転車で行く様子があちこちで見られるようになっていた。Tシャツに短パン姿の少年もいる。聞くとヤギ1頭分、30～40ドルで自転車が買えるとのことだった。

その翌年、今度はマサイ族の人たちがバイクに乗っているではないか。バイクになると牛数頭分の値段だという。それでいて、水道はいまもまだないので、ポリタンクで水汲みに行かなければならない。

僕が持っていたマサイ族のイメージは、裸足で歩いたり走ったりし、はるか遠くまで見える視力を持ってアフリカの自然の中で暮らす民族だった。現実には携帯電話も自転車もバイクも、彼らの日常に溶け込み、伝統的なライフスタイルに強い影響を与えている。

近い将来、町のインターネット・カフェに入って、フェイスブックで友だちとやり取りしたり、ユーチューブを見たりすることにもなるのだろう。

このように、外から見ればちょっと不思議なアンバランスを感じるものの、アフリカの現地社会の生活水準はものすごいスピードで変化している。

これから10年先、20年先を考えれば新しい中間層が大量に生まれてもおかしくない。アフリカは人口増加率が高く、人口構成も若い。

また、マーケティングの視点から重要なのは、経済発展とともに人は都市に集まってくるということだ。国全体の人口増加率よりも都市の人口増加率のほうが圧倒的に高く、そこに大きなビジネスチャンスが生まれる。

こうしたアフリカ市場の攻略は日本企業にとって、避けて通ることのできないテーマになっている。

品質の考え方の違い

工場を立ち上げて最初にぶつかった大きな壁のひとつが「品質」の問題だ。「品質」と

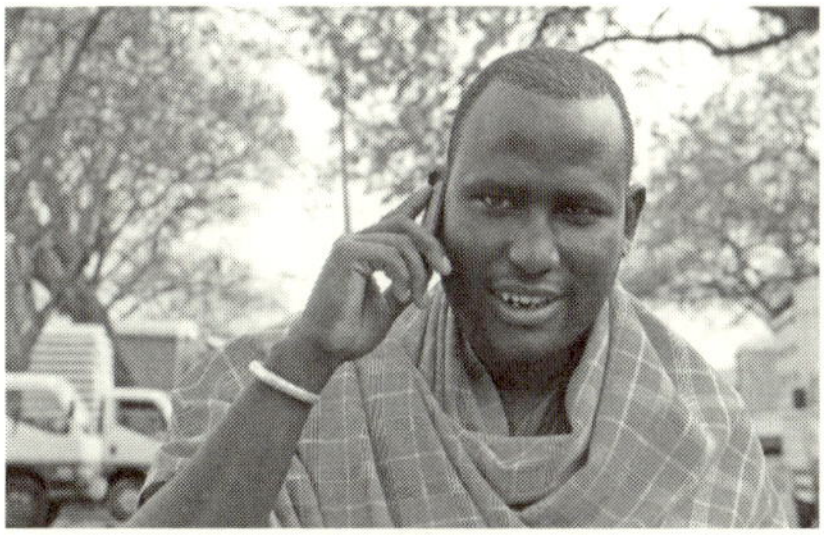

2007年

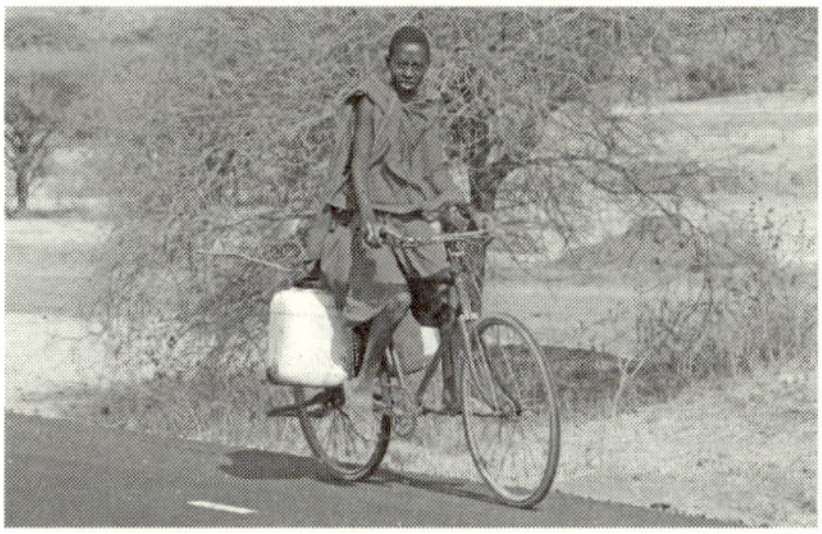

2012年

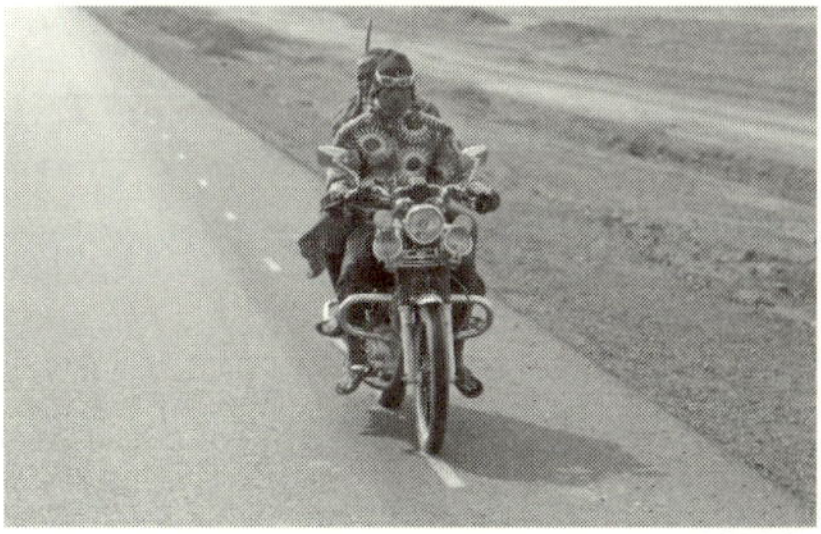

2013年

現地の主要部族であるマサイ族の生活スタイルは急速に変化している。

いっても、その意味や受け取り方は日本人と現地の人たちの間では大きく異なるのだ。

合弁相手のＡｔｏＺ社は、創業者が１９４５年にインドからタンザニアにやってきて起こした会社だ。もともとプラスチックの成型を手掛けており、その後、繊維産業に事業を拡げていた。その関係から、ユニセフにポリエステル製の一般的な防虫剤の入っていない蚊帳を納めていた。

経営者一族はインド系だが、ビジネスを通じてタンザニアのために貢献したいという考えを強く持っており、それは話をしてすぐ分かった。

社会的な問題を、ビジネスを通じて解決しようという姿勢は、住友化学の「自利利他公私一如」という企業理念と一致しているように感じられた。

当初、僕は現地を何度も訪れて工場建設の進捗状況を確認し、新工場で製造する製品の販路やお互いの販売テリトリーなどについて打ち合わせを重ねた。

そのうち住友化学が考えている品質レベルと、彼らの考える品質レベルには相当な隔たりがあることが分かってきた。製品のみならず、工場のオペレーションにも品質や効率の点で問題があるように思えた。根本的に、日本側は「これまで中国やベトナムで生産してきた製品と同等レベルのものを」と考え、現地側は「アフリカで一般に使われている蚊帳と同等にすればよい」と考えていたのだ。

お互いの主張が食い違うと、彼らが決まって持ち出したのがＴＩＡという言葉だ。ＴＩＡとは「This is Africa.」の略で、「これがアフリカ（のやり方）だ」という意味だ。日本の諺でいうと「郷に入れば郷に従え」だろう。

しかし、僕らは合弁事業とはいえ住友化学の名前が入る製品である以上、自分たちが責任を持てる品質レベルでやりたいと考えていた。

「この工場は日本式で行く」と強く主張し、生産量、コスト、原材料の品質、加工技術の精度などについてＡｔｏＺ社の経営陣とこと細かにやり合った。というより、ぶつかった。日本的な「阿吽の呼吸」とは正反対のコミュニケーションである。

これ以上押すと現地側が音を上げる。しかし、それでは本社が納得しないし、購入者である国際機関の規格にも抵触しかねない。そんな板挟みにしょっちゅう陥った。

それでもなんとか最低限のラインを守って折り合いをつけられたのは、ＡｔｏＺ社の現場責任者である工場長が負けず嫌いで、プライドを持った信頼できる人物だったからだ。僕のほうも住友化学に転職して６年、社内でそれなりのネットワークと信頼関係ができており、さらに会社にとってはＣＳＲの目玉プロジェクトだったことが幸いして社内調整もなんとかできた。

日本人は異文化コミュニケーションが苦手だといわれるが、それは経験がないだけであって、彼らと一緒にやるんだという信念と時間をかけてやろうと思えば決してできないことはない。ただ、想像以上の我慢と忍耐、そして諦めない気持ちが不可欠である。

折り紙の威力

合弁工場が稼働して2年半くらいした頃だったと記憶している。

どうも、タンザニア工場から出荷される製品の寸法がまちまちであるという報告が入ってくるようになった。

調べてみると、網の裁断や検品の際に無理に引っ張ったりして規定の寸法に合わせ、ロス率を下げていることが判明した。

防虫蚊帳の製造プロセスは、薬剤を練り込んだ樹脂の原料を細く伸ばして糸にし、それを編んで網をつくり、ロール状に巻き取る。そのロールの網をカットし、縫製して成型し、最後に穴が開いていたり、縫製にムラがないかなど検品したうえで、小さくたたんで袋に入れる。工程としては十数段階あるのだが、当初は製品が完成して出荷する前に1回だけ製品チェックを行っていた。

その製品チェックも甘かったのだが、根本の原因は各工程の責任者がコストやロスの削減を強く意識するあまり、品質管理が疎かになっていたことだ。

「このままではだめだ」

そう思った僕は、それまでに製造し在庫になっていた80万張りを出荷停止とし、全品を再チェックするとともに、手直しするまで出荷しないという指示を東京から出した。

そして、すぐさま日本側の製造責任者である石毛部長とともにタンザニアの現地工場に飛んだ。僕たちが現地に着くまで工場をいったんストップし、品質管理を全面的に見直すことにしたのだ。

合弁相手のＡｔｏＺ社は「そこまでやる必要があるのか」と猛反発した。しかし、住友化学にとってこの蚊帳は、原材料と技術を提供するだけではなく、合弁とはいえ自社工場でつくり、「オリセットネット」のブランドを冠した製品だ。最後まで責任を持つ必要があるし、将来、工場の生産能力を拡大していくうえでも、品質管理の徹底は避けて通れないもので、決して譲れないステップであると説得した。

問題は、具体的にどのようにして品質管理を見直すのかである。僕らは2つの手を打つことにした。

ひとつは、製造の各ステップに品質チェックを専門に行う担当者を配置した。製造ラインは複数あったので、単純計算で50名以上を増員することになった。

もうひとつは、各工程の責任者（スーパーバイザー）を集め、品質管理の研修を行った。コストや生産効率と同時に、品質の大切さを理解してもらおうと考えたのだ。

そのために利用したのが、日本の折り紙である。

日本人にとって折り紙は誰でもできる子どもの遊びだが、アフリカの人たちにとってはとても珍しく、興味をひく。折り紙でつくった鶴などは、彼らにとってマジックである。

スーパーバイザーを集めた研修ではまず、折り鶴の折り方をスライドで見せ、それを僕が実際にやってみせた。

参加者はみんな、一枚の紙が10数回きちんと折っていけばきれいな鶴の形になることにびっくりし、日本人なら誰でもできることにも感心したようだった。

僕は続いて、紙を折るとき角やラインを少しずらしてやってみせた。すると、どんどん形が崩れていってうまく鶴にならない。

「ひとつひとつのステップで、紙をきちんと正確に折らないと、うまくできないだろ！僕たちがつくっている蚊帳もこれと同じで、樹脂から糸を伸ばすとき、糸を網に織るとき、網をカットするとき、そして網を縫い合わせるとき、それぞれのステップできちんと正確に作業を行わないと、どんどん不良品ができる。これが品質管理ということなんだ」

そう説明すると、みんな深くうなずき、納得してくれたようだった。

80万張りの出荷を止め、全品を手直しするということ、そして日本人はここまで品質にこだわっているということは伝わったと確信している。

さらに、タンザニア工場の優秀なスーパーバイザー5～6人を研修としてベトナム工場に派遣した。約1か月にわたって現地のスタッフと一緒に働いてもらうとともに、ベトナム工場の様子をビデオに撮影し、タンザニアに持ち帰ってほかのメンバーに見せながら説明してもらった。動画は臨場感があって違いが具体的にわかるし、必要なら巻き戻して再確認もできる。

こうした対策によって、タンザニア工場で製造する防虫蚊帳の品質は大幅に向上し、1年半後には中国工場、ベトナム工場とならんでＩＳＯ９００１を取得できるまでになった。

「節約」「貯蓄」概念と習慣から身につけてもらう

タンザニア工場では、こんな経験もした。

初期のころ、ＡｔｏＺ社では従業員に1週間とか2週間に一度、給料を渡していたのだが、給料を払うとその翌日から出勤してこない社員が結構いた。

話を聞くと、彼らには「働くモード」と「お金を使うモード」しかなく、ある程度お金が手元にできると、それがなくなるまでは使うモードに入り、お金がなくなったらまた働くというのだ。

「これはまずい」と思った僕らは、ＡｔｏＺ社の幹部と相談し、「節約」の習慣から身につけてもらうことにした。

やり方はこうだ。給料を月1回の支払いにし、しかもその一部を会社で預かり、一定の利息をつけて半年ごとにまとめて払う。いわば簡単な社内積立である。

最初は「もらう金額が少ない」といろいろ文句をいう社員がたくさんいたが、半年ごとに預かった分に金利をプラスして支払うと、その金額を見て「すごい、ありがたい」と

1. 糸引き

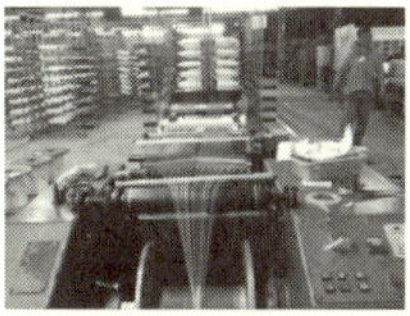

2. 糸巻き

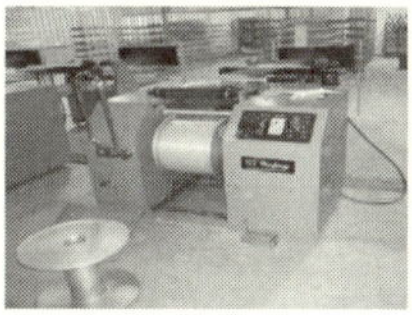

3. 編み機

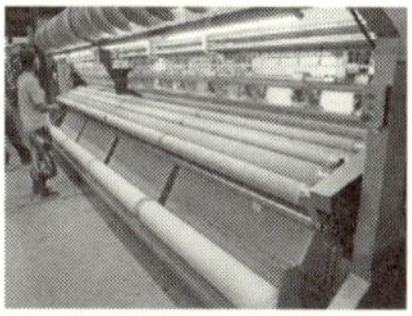

4. 網の巻き取り

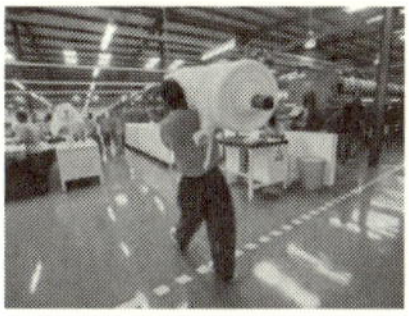

5. 裁断作業

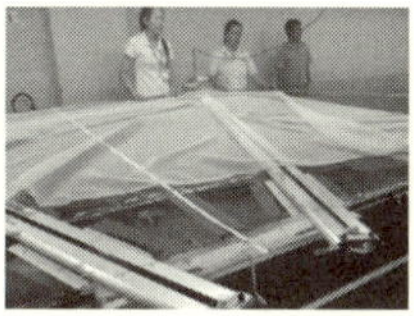

6. 縫製（ミシン縫い）

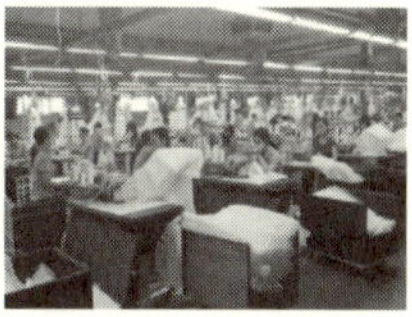

7. 品質分析／折りたたみ

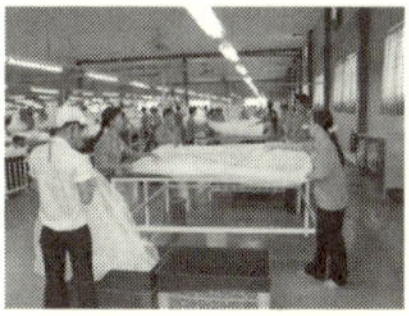

8. 包装

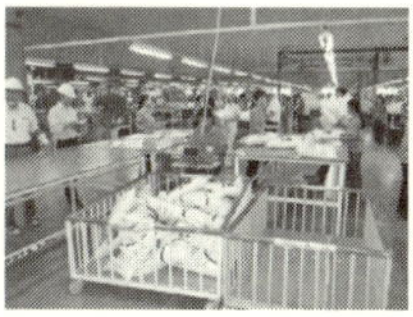

9. 荷造り

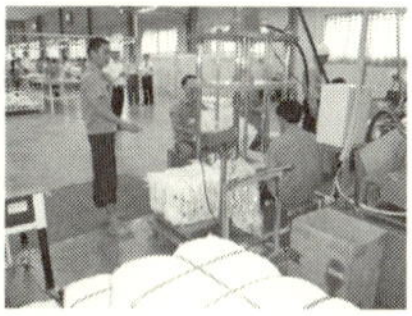

「オリセットネット」は、原料の糸から９つ以上の工程を経て完成品となる。
（写真提供／住友化学株式会社）

いう声が続出した。

「お金は少しずつでも積み立てると、まとまった金額になって大きな買い物もできる」ということを理解してもらうことができた。

きちんと働いて節約すれば、貯蓄ができる。貯蓄ができれば少し大きな買い物ができるようになり、その経験を積んでいくと生活が次第に豊かになる。我々日本人には、ごくごく当たり前のことでも、現地では違うのだ。

そういう基本的な生活習慣、節約の概念、金銭感覚から身につけてもらうような人材教育も、途上国でのビジネスで大切なことだと思う。

新しい市場に挑戦！　現地スーパーで販売

国際機関からの発注が増え始めた2009年、僕は蚊帳ビジネスについて新たな展開を考えるようになっていた。

国際機関の支援による無償配布ではなく、アフリカの人たちが実際に自分たちの財布からお金を出して防虫蚊帳を買うのかどうか、買うとしたらいくらくらいがストライク・

ゾーンなのかを調べる、テスト・マーケティングをしてみようと考えたのだ。

ちょうど経済産業省と外務省がＢＯＰビジネス政策研究会を立ち上げ、具体的なビジネスモデルの形成支援スキームである「現地フィージビリティスタディ（Ｆ／Ｓ）調査」の提案を募集していた。

これに「マラリア蚊帳のアフリカでの上市」というテーマで応募したところ採択され、２０１１年秋にケニアの首都ナイロビとその周辺で、「オリセットネット」をスーパーに並べてみることができた。

蚊帳は安いものだと3ドル（当時の現地価格で３００ケニアシリング）くらいから売られているが、「オリセットネット」は15ドル（１３００〜１４００ケニアシリング）の価格設定にした。販売にあたってのキャッチフレーズは、

「日本の技術＆ＷＨＯ初の推奨蚊帳」

(Japanese Technology & WHO 1st Recommendation)


である。もちろん、ポリエチレンの丈夫さや長期的な防虫効果という製品独自の特徴も

パッケージに盛り込んだ。価格の安さではなく、技術力とブランド力を前面に打ち出したポジショニング戦略である。

どこまで売れるか不安もあったが、ケニアの人たちの間には「良いものなら少々、高くても構わない」といういわゆるブランド志向がすでに生まれており、1年後には現地でトップのシェア20％を達成することができた。

もちろん、市場は常に変化しているし、今後、競合他社が参入してくるかもしれない。だが、発売から3年以上経った2015年9月、ケニアのスーパーを訪問した際も、オリセットがたくさん店内に並べられ、「1枚買ったらバケツを無料でプレゼント」といった販促が行われていた。市場シェアもきっと、いい線を維持しているはずだ。

なお、2014年6月、「オリセットネット」が東南アジアでイオンのトップバリュとのWブランドで販売を開始したというニュースを聞いた。

また、同年9月には既存の防虫剤に対して抵抗性を示す蚊に対応する「オリセットプラス」をバングラデシュで販売し始めたというニュースもあった。

これらはベクターコントロール事業部の僕の後輩たちの弛まぬ努力の賜物であり、日本の伝統である蚊帳に防虫剤を練り込む技術にブランドを付加し、さらに、アフリカ・アジア

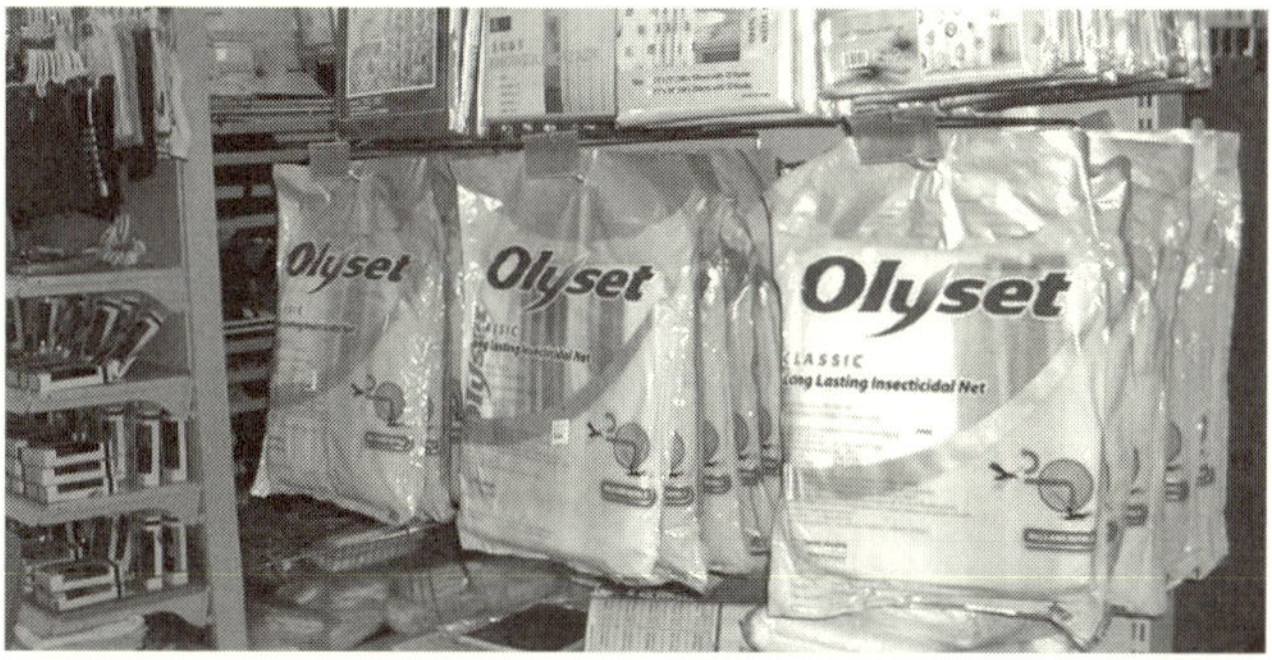

「オリセットネット」は現在、ケニア国内ではスーパーマーケットなどで市販されている。

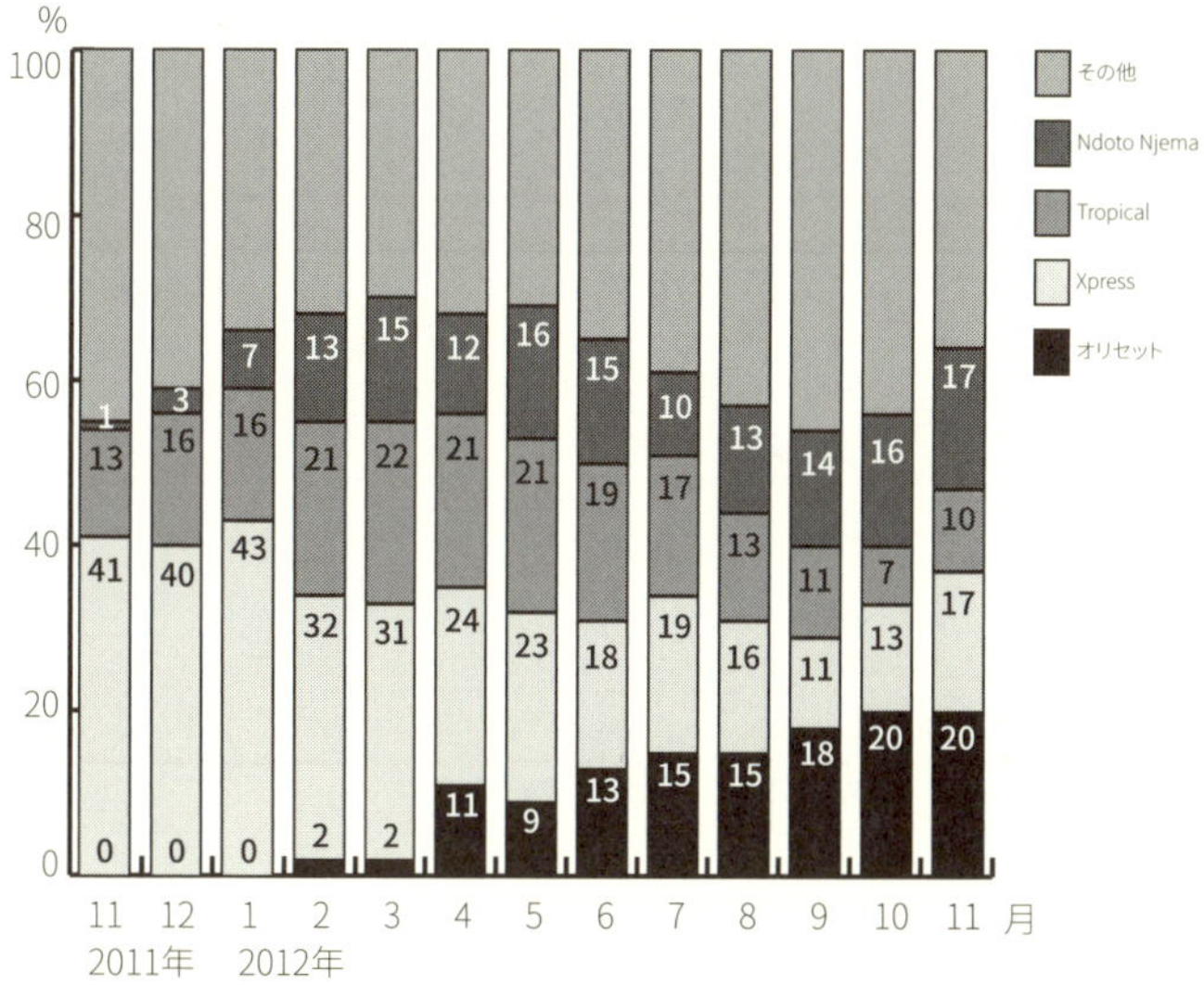

最も安価な蚊帳より価格が約3倍なのにもかかわらず、「オリセットネット」はケニア国内での市販開始から1年足らずで20%の市場トップシェアを獲得した。

の各国で最終製品として販売するという住友化学の従来のモデルにない販売方法に挑戦しつづけている。伝統ある技術に新たなチャレンジをプラスして今も住友化学のＤＮＡは育まれている。ぜひ継続的に挑戦してほしいと強く願っている。

悲劇の瞬間に立ち会う

社会人になりたての頃から「現場志向」が身体に染みついていた僕は、アフリカに行くときはなるべく多くの現場を回るよう心がけた。マラリア問題をより深く理解したいと思っていたし、事業展開のヒントを探したいという思惑もあった。

２０１０年、ジェフリー・サックス教授がセネガルで行っている「ミレニアム・ヴィレッジ」のアウトリーチ（支援先に出向く活動）へ参加した際、現地の病院を訪ねる機会があった。そこで僕は思わぬ形でマラリアの現実に向き合うことになった。

ユニセフでは主に、長方形（レクタンギュラー）の防虫蚊帳を配布しているが、室内では四隅ともう２か所、合計６か所で吊る必要がある。その病院では、天井の中央に引っかけリングをつけて円形の木の枠をぶらさげ、蚊帳にある６か所の吊り紐を結ぶ工夫をしており、そのやり方を見学に行ったのだ。

お昼前、病院に早く着いたので院内を回っていたら、点滴を受けている子どもとその傍らで心配そうに見守る母親らしき女性がいた。通訳を介して話を聞くと、1歳半になる三男だという。母親は19歳ということだった。

病院のメンテナンス部門で蚊帳の構造改良の説明を聞く時間になったのでその場を離れ、蚊帳の細工の仕方、吊るし方を教えてもらった。夕方、帰る前にもう一度、挨拶だけでもと思ってその母親のところに寄ったら、子どもがいなかった。

亡くなったのだ……。

母親は先ほどまで子どもが寝ていたベッドに一人、疲れきった姿で肩を落として座っていた。正直、なんといって声をかけたらいいか分からなかった。

「アフリカでは1分間に1人の割合で子どもが亡くなっている」ということは知識として知っていた。冒頭で触れたウガンダの映像もそうだったが、自分の目の前に事実としてつきつけられた衝撃は大きいものだった。

この事実をなんとか日本の人たちに知らせたい。僕は失礼だと思いつつ、その母親に頼んでそっと写真に撮らせてもらった。

いまでもそのときの写真は、日本での講演などで使わせてもらっている。

PPPによる「バウチャープログラム」

「オリセットネット」の販売は基本的に、世界銀行、WHOやユニセフ、米国の大統領マラリア対策イニシアチブ（PMI）、あるいは世界エイズ・結核・マラリア対策基金（グローバルファンド）の資金を使って、各国の保健省などに買い上げてもらったうえで無償配布するという、一種の開発援助ビジネスだ。

ただ、タンザニアで行った「バウチャープログラム」は、BOP的アプローチで僕自身とてもよい経験になった。

これは、住友化学が主体になったというより、現地の合弁パートナーであるAtoZ社がビジネスとして立ち上げ、それを一緒に展開したものだ。

具体的には、タンザニアの保健省と協力し、各地にある7000ほどのクリニックを通して妊婦と5歳以下の子どもを持つ母親にバウチャー（引換クーポン券）を配布する。

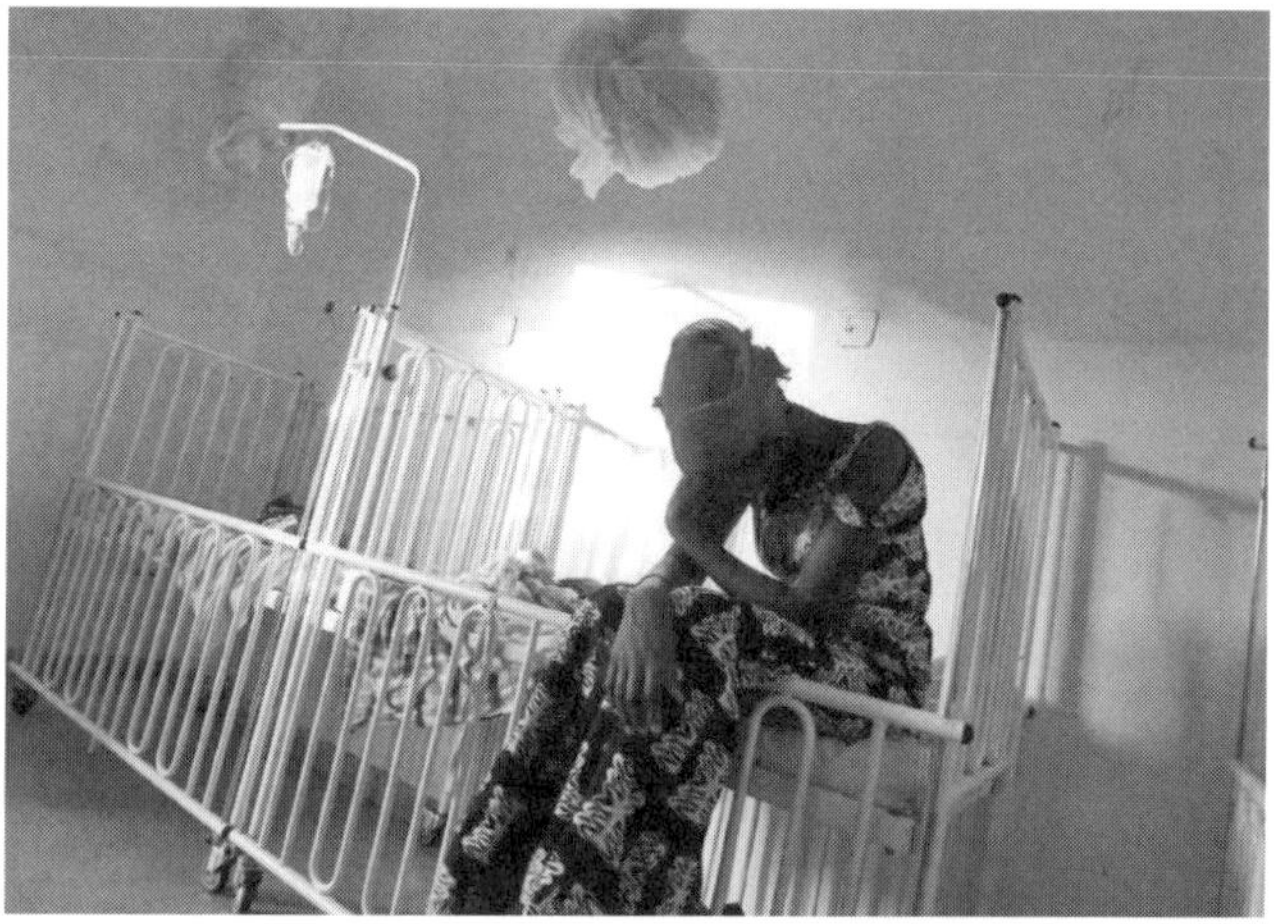

2010年、セネガルの病院にて。1歳半の子どもを亡くした母親の姿。
(Photo by Maggie Hallahan)

バウチャーを全国に点在する1万2500ほどのキオスク（小売店）に持っていくと防虫蚊帳を割引価格で買える、というプログラムである。

防虫蚊帳が売れるごとに、キオスクからバウチャー記載の番号を携帯電話のSMS（メール機能）で送ってもらう。この仕組みにより、POSがなくても販売と在庫の状況がほぼリアルタイムで分かる。在庫が少なくなってきた小売店があれば蚊帳を届けて補充し、同時にバウチャーを回収するのである。

この「バウチャープログラム」がうまくいったのは、PPP（Public Private Partnership）、日本では官民連携といわれる公的セクターと民間セクターの協力関係のもとで行ったからである。

タンザニアの保健省とその下部組織であるクリニックや現地のNGO、そして配送機能を持つ我々メーカーが協力することで、500タンザニアシリング（約40円）という手ごろな価格で各地の小売店やキオスクで防虫蚊帳を買うことができる。

これを自社単独でやろうとしたら、時間と労力だけでなく、現金回収を含めたビジネスモデル自体が成り立たなかっただろう。

開発途上国は政治、経済や社会的インフラが不安定なため、民間企業が単独で入って

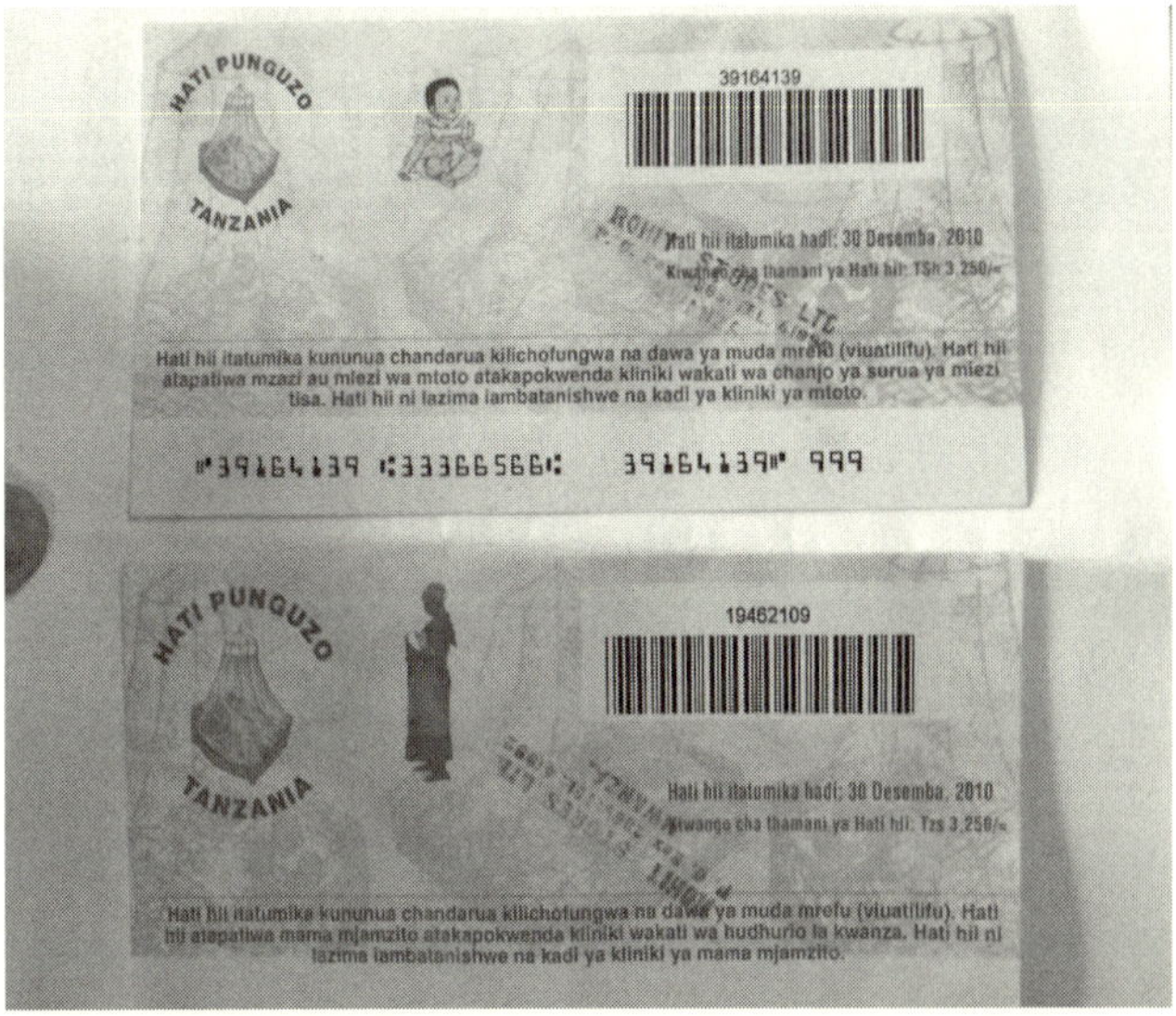

タンザニアの保健省が発行した防虫蚊帳のバウチャー（クーポン券）。

いくにはリスクが高い。ＰＰＰは、現地の政府や国際機関などと連携することでリスクヘッジするメリットがある。

それでも成功が必ず保証されるわけではない。しかし、リスクを事前に認識・予測し、様々な方法を使ってコントロールすることは、一般のビジネス以上に途上国でのビジネスにおいて最優先の課題である。

現地におけるロジスティクスの重要性

「バウチャープログラム」では、物流網の整備を自社で行っていたことも成功の大きな理由だった。「ラストマイル（最後の１マイル）」といわれているように、途上国でビジネスを行ううえで最大のネックになるのがロジスティクス（物流）なのだ。

製品は本国や第三国の工場から輸入したり、販売数量が増えてくれば現地生産に切り替えたりすることも考えられる。状況に応じて柔軟に対応することはそう難しくない。しかし途上国では、「届ける」ことになると極端に難しくなる。そもそも陸海空の交通インフラが極めてぜい弱だからだ。

タンザニアでも、道路が舗装されているのは主要都市のそれも幹線道路の一部に限られる。後はほとんどが土埃の舞うデコボコ道であり、地方に行けば雨季になると道がどこにあるか分からなくなるケースも少なくない。雨季が終わるとまた道ができるのだが、その位置は前とは違っていたりする。

交通インフラがぜい弱なため、倉庫業や運送業といった物流関連のサービス業も未発達だ。港などに製品を船で運ぶところまではできても、その先、末端の小売店舗、つまりマーケットやユーザーにどのように届けるのかで頭を悩ませることになる。

「オリセットネット」の場合、合弁工場でつくった製品のタンザニア国内での販売は合弁先のＡｔｏＺ社の担当であったが、僕たちも一緒になってロジスティクスをいろいろ検討した。

その結果、自社でトラックなどの車と運転手を用意し、各地の小売店や配布拠点の病院まで自社で届ける仕組みをつくった。

用意した車は２００台以上。運転手の確保にも苦労したが、ロジスティクスの問題を解決したからこそ、販売が順調に伸びたし、売上の確保、現金回収が実現できた。

「誰とするか」は「何をするか」と同じくらい重要

アフリカでの合弁工場は、最初こそ生産性や品質管理にてこずったが、その後は順調だった。国連のマラリア特使をはじめ、ＷＨＯやユニセフなどから「もっとつくってくれ」というリクエストが届くようになっていた。

そこで僕らは、アフリカでの生産能力とマーケットシェアの双方を拡大するため、東アフリカのタンザニアに加え、西アフリカにも製造拠点をつくろうと考えた。

白羽の矢を立てたのは、ナイジェリアだ。ナイジェリアは西アフリカ最大の国で、人口は１億８０００万人とアフリカ全体の約５分の１を占める。石油産出国で経済力があり、公用語は英語である。

さっそく、何度も現地へ行って市場調査（フィジビリティ・スタディ）とパートナー探しを行った。ナイジェリアのほか、同じく西アフリカのセネガル、ガーナやマリでも調査し、パートナー企業を探して回った。

本社からは、タンザニアのＡｔｏＺ社と同じように、リスクを分担し、良いときも悪いときも一緒に長く付き合えるパートナーを探すように言われていた。

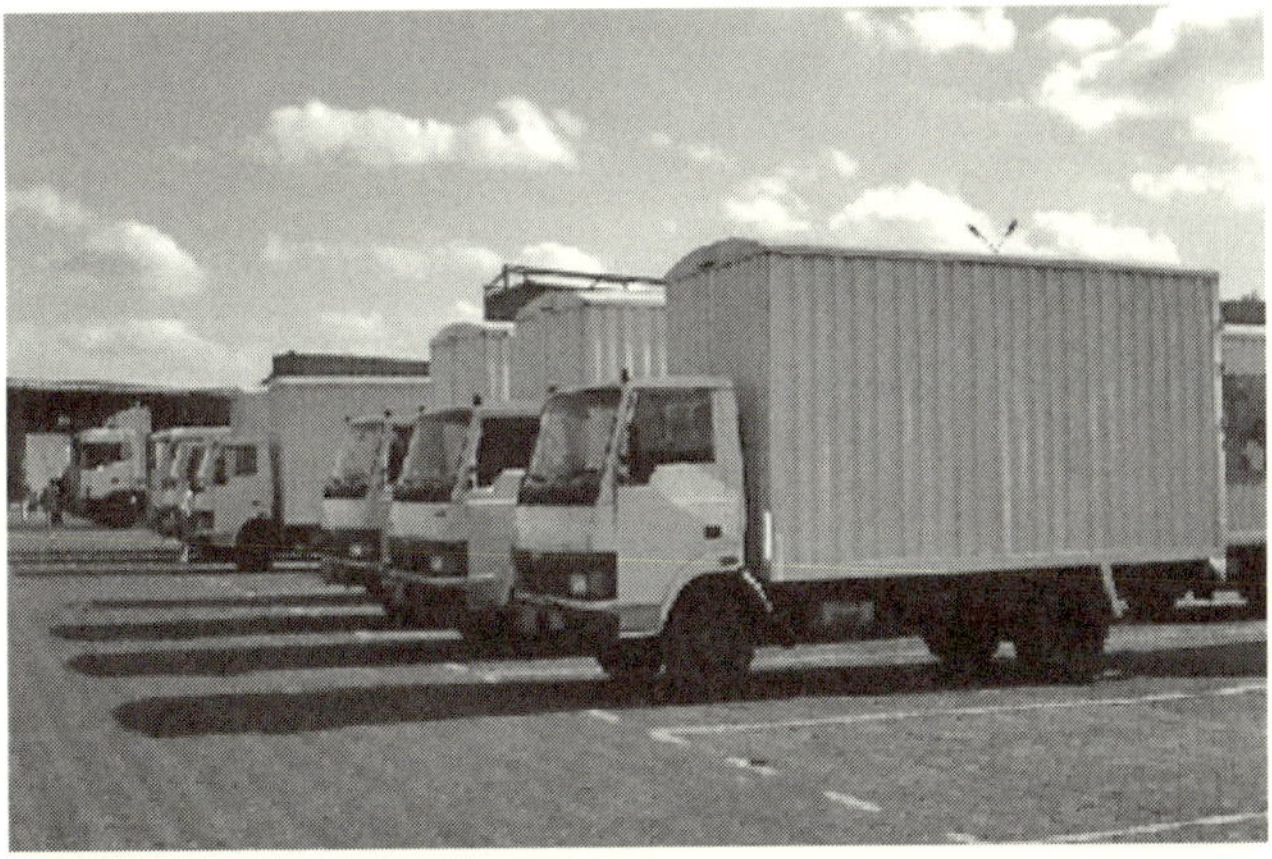

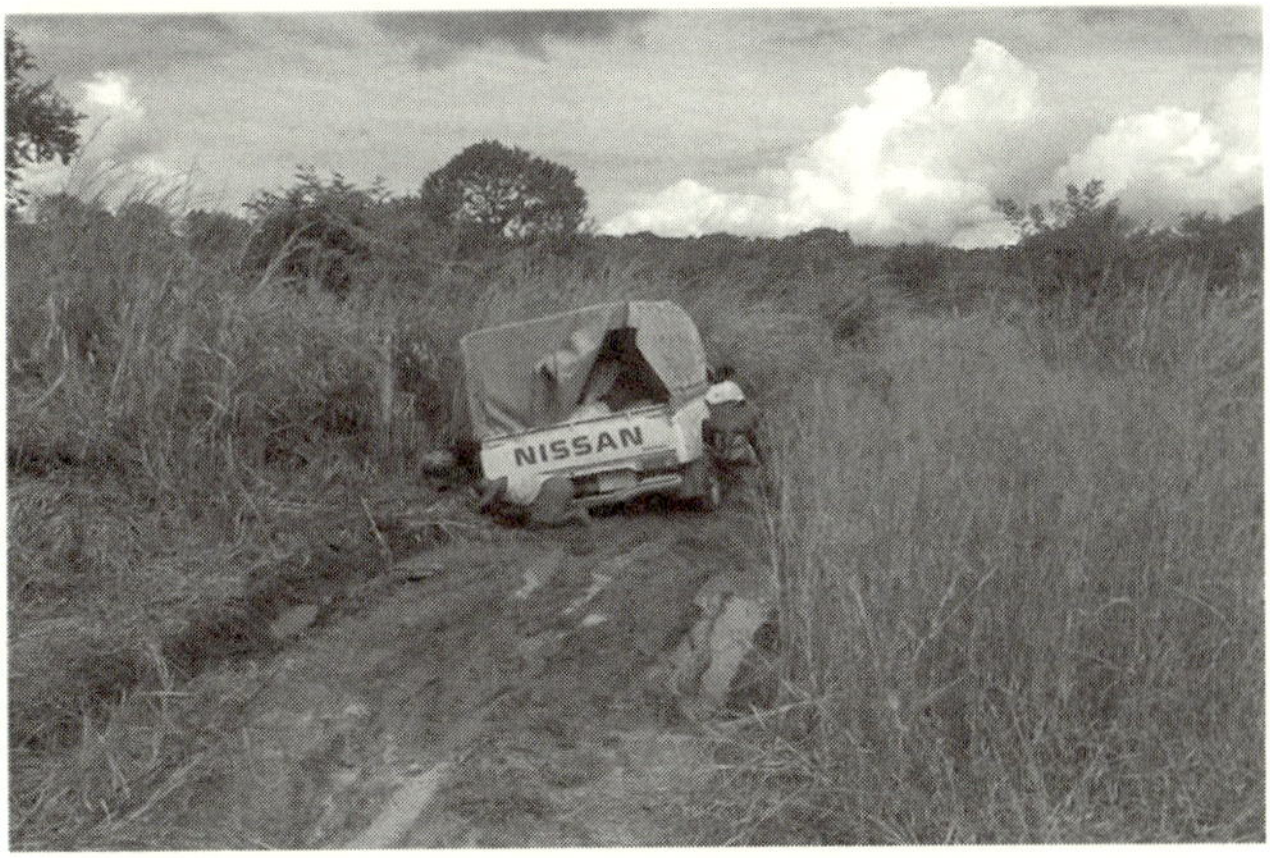

（上）タンザニアでは、合弁相手のAtoZ社とともに「オリセットネット」を配送するためのトラックを200台以上用意した。

（下）雨季になるとアフリカの道はどこも悪路となる。あちこちでぬかるみにタイヤをとられ、立ち往生する。

しかし、実際には政治家が絡んできたり、自国の法律適用を強く求められたり、まったくリスクを取ろうとしなかったり、なかなかいい相手が見つからない。

タンザニアで合弁がうまくいった要因のひとつは、お互いの信頼関係のもと、50％ずつの出資でリスクを折半し、かつ役割分担がきちんとしていたからだ。

住友化学は製品の核となる原材料や製造技術と品質管理のノウハウを担当し、ＡｔｏＺ社は従業員の雇用と製造、東アフリカを中心とした販売を担当する。

従業員の教育は両者でノウハウを持ち寄り、お互いがそれぞれ自社の役割については責任をもって遂行し、コストと利益についてもきちんと分け合うことを徹底していた。

いろいろな法律の制限、トラブルや課題もあったが、それらを一緒に乗り越えて規模の拡大、コストダウン、そして品質管理がうまくいった。

僕としては、同じような形で組める経営者や現地責任者、つまり信頼できるパートナーを見つけ、早く製造拠点をつくりたかったが、結局タイムリミットを迎えてしまい、西アフリカでの工場建設を断念した。

そして、タンザニアに第二工場を新設し、また西アフリカへの出荷拠点としてベトナム工場の拡張を行うということを決定した。今でも正しい決断だったと考えている。

未知の海外市場でビジネスを立ち上げることは、そう簡単なことではない。この経験を通して僕は、「何をするか」とともに「誰とやるか」がどれほど大切であるかを痛感したのであった。

お互いの成長が最高の報酬

途上国でのビジネスでは、いくら担当者を早くから派遣し、入念に市場調査を行い、現地の様々なリスクを想定していたつもりでも、想定外のトラブルが必ず起こる。そうしたトラブルを日本側だけで処理するのはまず不可能だ。そこで重要になるのが、繰り返しになるが現地のパートナー企業の存在である。

住友化学の場合、それはＡｔｏＺ社だった。そして、ＡｔｏＺ社の経営陣や現場のマネージャー、従業員の人たちがどんどん成長していったからこそ、新しい工場はうまくいったのである。

中でも、工場長でＣＯＯ（最高執行責任者）のビネッジュという40代のインド系男性は負けず嫌いの性格がよかったと思う。アジアの工場といつも比較されることをよく思っていないようだったが、結果的には現地のスタッフをまとめ、コストや生産量だけでなく、品質面でも納得のいくところまで従業員を育ててくれた。

アフリカをよく知っている欧米や日本のアフリカ経験者からは、「水野さん、アフリカの人間は怠け者であまり働かないですよ。それに平気で人をだます。アフリカに工場をつくっても無理ですよ。うまくいくとは思えない」とよく言われた。

しかし、当時の僕はアフリカについてまったくといっていいほど素人で、そういう先入観がなかった。だからＡｔｏＺ社ともまっさらな気持ちで話し合うことができたし、彼らを信頼し、彼らにもできるはずだと信じ、諦めずにその成長を見守ることができたのがよかったのだろう。

もちろん、言うべきことは言ったし、こちらの考えを押し通した部分もたくさんある。でも、頭から相手には不可能だと決めてかかったり、疑いをもって接したりしたら、相手は怒ってしまって、決してうまくいっていなかっただろう。素の状態で相手と向き合い、良いときも悪いときも一緒になって考えるという気持ちで正直に向き合った。

その中で、もちろん僕もいろいろな意味で成長させてもらった。人間はいくつになっても学び、自分の成長を実感することができるのだ。

途上国でのビジネスにおいては、信頼できる現地パートナーと出会い、お互いが成長できることが最高の報酬といえるのかもしれない。

現地に研究所をつくり「本気」を示す

「オリセットネット」がアフリカで数千名の雇用を生んだことが世間では注目されるが、事業部長として僕が大きな意義を感じたのは、「アフリカ・テクニカル・リサーチ・センター（Africa Technical Research Center）」という製品開発研究所を開設できたことだ。

すでにしっかりした製品開発企業が現地にあればそれを買収・統合するという手もあったが、アフリカでは自社が現地でそれらをゼロからつくりあげ、積極的に挑戦することが求められる。

マラリア対策の商品であれば、工場に隣接して開発や改良のテストができる場所があることが望ましいのはいうまでもない。いくら基礎研究能力の高い研究所が日本にあっても、商品の開発や改良にはマラリアを媒介する蚊がいて、性能評価がすぐ行える環境が絶対必要だ。特に、製品開発の最終段階における微調整や、現地の大学や研究機関との連携のためにも、現地に研究施設が不可欠だと僕は考えていた。

ベクターコントロール（媒介害虫制御）の領域では当時もいまも、工場はもちろん研究所をアフリカに設立しているところは住友化学のほかにはなく、ライバルに差をつける意味でも重要だった。

そうした判断は、僕自身の過去の経験に基づくものだった。

僕が大学卒業後に就職した日本モンサントと、2番目に入った日本サイアナミッドという外資系の農薬メーカーは、いずれもビジネスの本気度を示すものとして日本国内に研究所を設けていた。どちらも水稲用の薬剤を開発することが目的で、現地に研究所があるべきだという認識が会社全体にあった。

特に日本サイアナミッドでは研究所の機能拡張のため、僕も何度かアメリカの本社へ行って日本やアジアでのイネの栽培技術や、そこでどんな肥料や農薬がどれだけの回数使われているかなどをプレゼンテーションし、経営陣を説得した。懐かしい思い出である。

だから、住友化学が防虫蚊帳ビジネスとベクターコントロールに本気で取り組んでいくなら、ぜひアフリカにマラリア対策用の研究所を設け、現地の大学や研究機関とのネットワークを構築し、さらには将来に向けて農業薬剤、肥料や小規模の灌漑システムなどの研究も現地で行うべきだと考えたのだ。

そこで部長就任から3年ほどした頃、新しいプロジェクトとして研究所をつくるプランをまとめ、経営陣に提案した。承認を得るとすぐに現地での土地の手当てや所長の候補探しなどに取り掛かった。また、研究所のスタッフは、所長から研究員まで、全員ケニアをはじめアフリカの人たちを採用することにした。

こうして2012年6月、アフリカ・テクニカル・リサーチ・センターをタンザニア工場の隣にオープンさせることができた。住友化学の十倉雅和社長にも開所式に参加いただいた。住友化学がこの事業をどれだけ重視しているか、タンザニアの人たちに知ってもらうよい機会になったと思う。

研究所にはWHOのガイドラインに基づき、防虫ツールの効果を測定するため一定の体積の部屋に蚊をたくさん放って実験する施設がある。研究所のスタッフはそこに「モスキート・ホテル（Mosquito Hotel）」という名前をつけ、入口には五つ星のマークが付いている。

なぜ五つ星なのかは分からないが、なかなかユーモアがあって僕はとても好きだ。

アフリカ市場への進出はまだまだ先の話か？

多くの日本企業が、将来の成長市場である途上国のマーケットを開拓したいと考えている。今や、最後のフロンティアとして、アフリカはその最大のターゲットである。ところが、実際にはアジアにさえ十分進出できていないのに、アフリカなどまだまだ先の話という声をよく聞く。

僕は少し違った考えを持っている。確かに、アジアとアフリカは様々な点で異なるが、アジアとアフリカを物理的な距離で見て、優先順位を決めること自体が間違いではないかということだ。

情報通信網が発達し、新しい技術が続々と生まれている現在、今までのようなインフラの構築は必ずしも必要ない。そこに顧客がいて、彼らが抱えている課題やニーズが分かり、自社の技術やノウハウ、サービスの強みを活かせられると判断できれば、すぐに届けてみればいいのだ。

世界中、もう遠いところはないという感覚を持つことが、これからグローバル化を目指す日本企業には必要なのではないか。

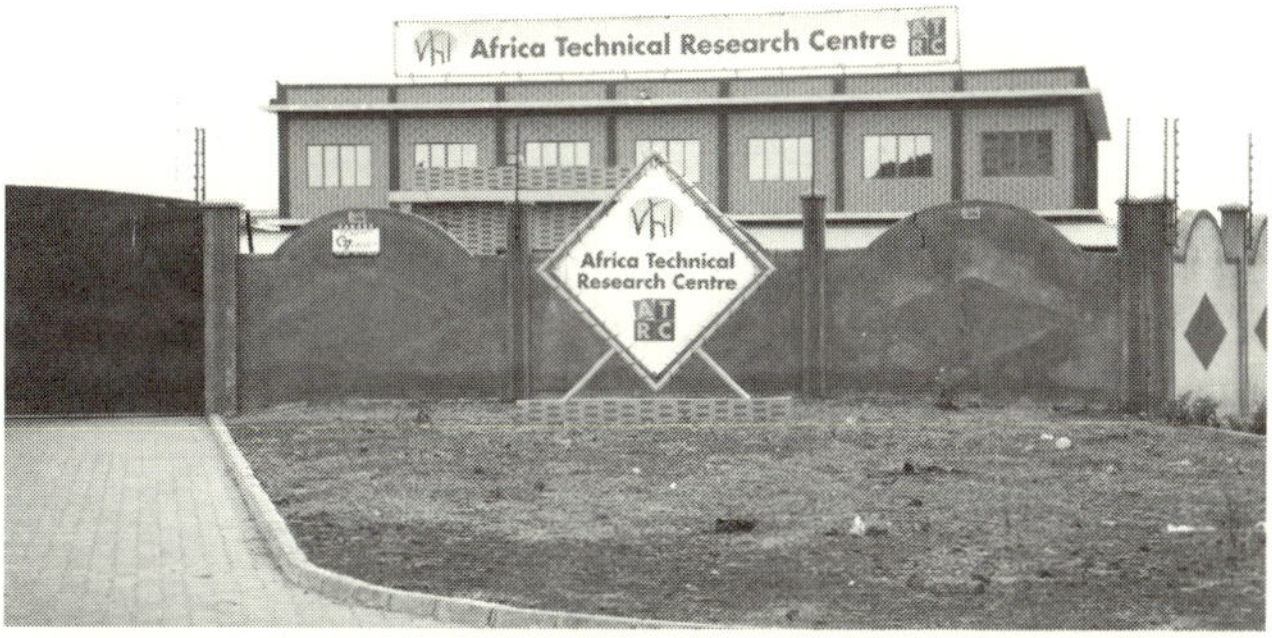

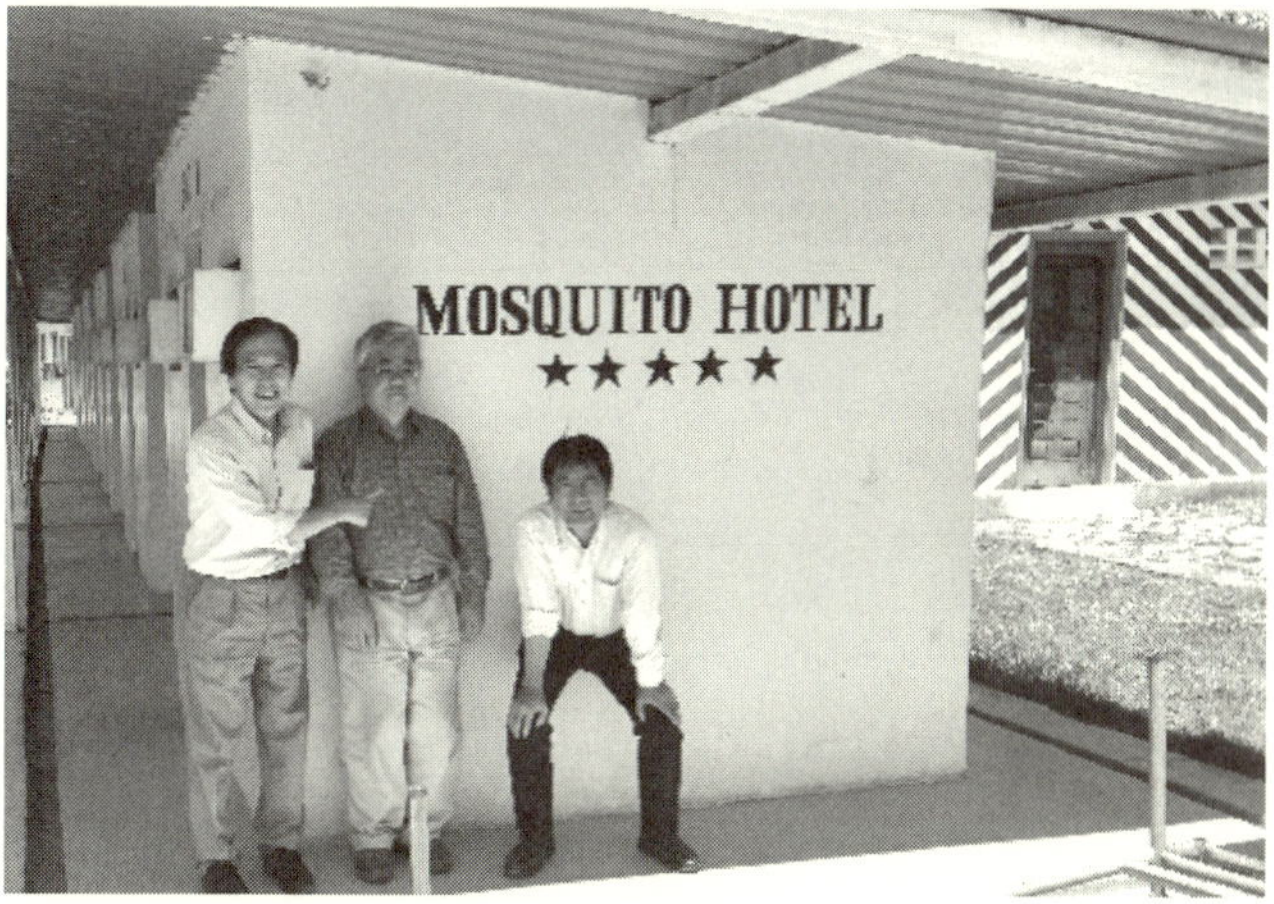

（上）住友化学がタンザニア・アルーシャに開設した「アフリカ・テクニカル・リサーチ・センター」の外観。

（下）蚊帳などの防虫効果を測定する実験ルームには５つ星の MOSQUITO HOTEL の名前が。

現地に人を送り、その国の文化や政治、経済、法律を知り、信頼できるパートナーを探し、消費者の習慣や販売チャネルの現状を理解し、それらが今後どう変わっていくかという可能性を探ることが欠かせない。

少しでも早く、組織として挑戦して、現地での成功体験と失敗体験を積み重ねることが、海外展開では必要だ。

かつて、コカ・コーラが日本市場に入り込もうとしたものの、日本の飲料業界の閉鎖性を実感し、結果的に自動販売機という新しい販売チャネルをつくり上げたというエピソードがある。それと同じように自らの経験と学び、そして課題を解決しようとする知恵や工夫がいずれにしても必要なのだ。

欧米のグローバル企業は、すでに現地でトライ＆エラーを繰り返している。マーケットで1番手か2番手に入れば、長期的に大きな成果を手に入れることができるだろう。以前は3番手、4番手でもビジネスチャンスがあったが、これからは厳しいと感じている。

そして、現地でのビジネスにおいて鍵を握るのは、自社の技術、製品、サービスのコアバリューを活かした「ブランド力」だ。

先進国であろうと途上国であろうと、消費者は使ってみて気に入ったものは繰り返し購入し、次第にそれが「ブランド」となる。自社の「ブランド」を浸透させ、ブランド・ロイヤリティを構築するんだという覚悟を持って、現地に入っていくことが大切である。先行事例として、アフリカではご存じのとおり、日本車、特にトヨタ車のブランド力は相当なものになっている。

もうひとつ、途上国でビジネスをスムーズに立ち上げる鍵は、「土着化」にある。人間も企業もそうだが、つい自分の発想や常識を相手に押し付けてしまう。そうではなく、現地の人々の声に耳を傾け、彼らのニーズに寄り添うのだ。

先進国の成熟した市場において求められるイノベーションと違って、途上国の市場ではローテクな製品でも十分ニーズがある。もちろん、携帯電話やソーラー技術のように最新の技術を安価で提供できればそれもありだ。

また、マラリア対策のような社会的課題の解決なら、相手国の政府との連携、いわゆる官民連携（ＰＰＰ）や「ビジネスＴＯガバメント」で新しいビジネスモデルを構築するのも良いだろう。

繰り返しになるが、アジアやアフリカにおいて、いまＢＯＰ層とよばれる人たちが将来の新中間層になる。

そうした人たちの雇用の創出も含めた所得の向上、地域の社会的課題を解決する商品や技術、サービス、ノウハウの提供によるレピュテーション（世評）の向上、それらを通じて現地でのビジネスのプラットフォームを構築し、地域に土着化していくことが日本企業には求められている。

住友化学の「オリセットネット」はまさにこのような狙いがあった。ほかにも、味の素、ヤマハ発動機やパナソニックなどアフリカ市場に果敢に挑戦している日本企業も以前から多数存在する。日本の民間企業にできることは、まだまだたくさんある。

途上国ビジネスのポイント

これまで、様々な観点からアフリカビジネスの経験を通して学んだことをいくつか述べてきたが、特に重要だと思われることをもう一度整理しておきたい。

第一にトップのコミットメント、すなわち覚悟だ。

途上国でのビジネスはほとんどの日本企業にとって、新しいチャレンジだ。これまでの経験や知識がそのまま役に立つとは限らない。むしろ、当面はうまくいかない確率のほうが高く、担当者は間違いなく苦労する。

そのとき、経営トップがきちんと関与し、バックアップしてくれるかどうかで、現場の士気は全然違ってくる。

僕がベクターコントロール事業部の責任者として、社内の経営会議で現状や今後の見通しについてプレゼンテーションしたとき、役員からいろいろ厳しい質問を受けた。

そのとき、米倉社長（当時）が「この仕事は誰もやったことのない事業だと理解したうえで聞いてくれ」と一言、発言していただいて非常にありがたかった記憶がある。

第二に、飽くなきコストダウンである。

途上国でのビジネスは最先端の高付加価値商品よりも安価な汎用品が求められることが多い。つまりローテク製品でもニーズは大きい。

立ち上げ当初はもちろん少量からスタートするが、規模の経済が成り立つと判断されたときには比較的早い段階から生産拡大を視野に入れ、どんどんコストダウンを図ることが重要だ。

メーカーの場合、自社の既存設備の利用や複数の購買先からの原料調達による購入コストの削減、最終消費地と生産場所の最適化、競合の動きを見ながら時には値引き販売といった判断を機動的に行うことも必要になるだろう。

第三に、現地のニーズに合わせて自社のこれまでのやり方にこだわらず、柔軟にビジネスモデルを組み立てることだ。

「オリセットネット」では、タンザニア国内に当時考えうる最高レベルの輸配送システムをつくり、販売店まで直接届けるようにした。

販売代理店網はもちろん、信頼できる配送業者も見つからないという状況だったからだ。また、蚊帳のような在庫しておいても品質的に大きな問題の出ない商品という特性もプラスに作用した。

第四に「ブランド力」があればローテクでも十分チャンスがあることだ。

先ほど安価なローテク製品でもニーズは大きいと述べたが、だからといって品質を妥協していいことにはならない。途上国の消費者もきちんと商品を評価する目を持っている。

「オリセットネット」でも品質を打ち出すことでトップシェアを獲得できた。「安かろう悪かろう」では一時的な売上を確保できても、長期的に成功するとは限らない。きちんとした品質を担保してブランドを保つことのほうが大切だ。

忍耐と人材育成

先ほど挙げたビジネス上のポイントの土台をなすのが、「人材育成」だ。

現地の人たちの意識や行動が変わり、人が育つことによってはじめてビジネスを軌道に乗せることができる。さらには社会を変えることにもなるだろう。

そもそも、アフリカでは雇用機会が本当に不足している。仕事の場をつくり出すだけでも非常に喜ばれるが、さらに日本的な社員教育や家族的経営を通して、勤勉さや節約、貯蓄、チームで働く意義といったことを現地の人たちに伝えようとすれば、きっと現地の人たちも理解してくれるはずだ。

日本でも最近は、ＣＳ（顧客満足度）ではなくＥＳ（従業員満足度）といわれるようになっている。「この会社で働いてよかった」と思われるような組織をつくるアプローチを、そのままアフリカなどでも実践すればいいと思う。

ただ、そう簡単ではないことも確かだ。日本では考えられないようなトラブルが当たり前のように起こる。そこで求められるのは、忍耐であり、粘り強さであり、努力だ。

「オリセットネット」の合弁工場では当初、数百人体制で稼働してみると、仕事の途中で自分の持ち場を離れておしゃべりに興じる従業員が続出した。持ち場に戻るよう注意しようにも、誰がどの担当かすぐには分からない。そこで、担当する工程や部署ごとに色分けしたTシャツを着てもらい、ひと目で誰がどの工程の担当か分かるようにした。

また、短気でうまくいかないとすぐ怒りだすインド系のスーパーバイザーや現地のアフリカ人たちに対し、住友化学の生産企画部のスタッフが忍耐強く、粘り強く、諦めずに技術指導してくれた。特に、当時の石毛部長と白石主任の姿勢には、頭が下がる思いだった。そうした現場での多くのスタッフの努力によって、合弁工場の生産が軌道にのっていったのである。

いつしかアフリカが大好きに

現地の人材が育つということは、企業として大きなメリットであることはもちろん、そこに関わった日本側の担当者にとっても大きな喜びであり、金銭などとは違った意味で、かけがえのない報酬であった。

僕自身、タンザニアの合弁工場で働く多くの現地スタッフがどんどん成長していくのを目の当たりにし、大いに励まされた。工場の中が日毎にきれいになり、生産性がアップし、従業員やスタッフの表情も明るくなっていったのだ。

特に女性がそうだ。蚊帳という製品は、裁断したネットをつなぎ合わせるため、ミシンで縫製する作業が不可欠だ。衣類などと同じで、そこが最も人手がかかり、器用さもいる。結果的に工場の従業員の8割が女性であった。

しかも、タンザニアを含めアフリカではシングルマザーが多く、子どもを育てながら働いている女性が僕たちの工場にもたくさんいた。彼女たちは子どもを自分で育てなければならないので真面目に仕事に取り組み、忍耐強い。しかも、どんどん成長していってくれた。

始めの頃は貯蓄の習慣もないようだったが、工場の敷地内にある社宅に親子で住んで給料を貯め、子どもを学校に通わせたり、家族に仕送りしたり、そのうち自分の家を持ちたいという希望を持ち、実際に建てて引っ越す人も出てきた。

「この工場で働けて人生が変わった」といった声を聞いた。微力ながら役に立てた気がして、とてもうれしくなった。

そういうことが重なるうちに、僕はアフリカとアフリカの人たちが大好きになっていったのだ。

現在、僕が専務理事を務めるNPO法人マラリア・ノーモア・ジャパンでも、防虫蚊帳を配布するためアフリカに赴いたり、行けないときはカメラマンに撮影をお願いしたりするのだが、いつも出会えるのは現地の多くの女性、そして子どもたちの笑顔だ。

タンザニアの人はみんな人懐っこくて、とても優しい目をしている。子どもの目は特にキラキラしている。

一方、テレビで見る紛争地の避難民や子どもたちの目には恐怖や悲しみが溢れていて、心が痛む。やはり、世界は平和であってほしい。平和であるためには争いをなくし、助け合ったり分かち合ったりする気持ちが欠かせない。

そのためには、自分のそばにいる人を好きになり、皆がそれぞれを愛し、尊重し、ともに成長できる機会をつくり出すことが大切だ。

世界の紛争や平和について身近に感じ、また考えられるようになったのも、アフリカの人たちと知り合うきっかけを与えてくれた「オリセットネット」のお蔭である。

マラリアの真実②

マラリア原虫に感染したハマダラカのメスが元凶

マラリアは、マラリア原虫に感染したハマダラカのメスに刺されることでかかる病気だ。病原体であるマラリア原虫の種類によって、三日熱マラリア、四日熱マラリア、卵形マラリア、熱帯熱マラリアの4種類に分かれる。これらは、人間の体内では無性生殖し、ハマダラカの体内では有性生殖で増殖する。

ハマダラカのメスは、自分の卵子を体内で育てる際に人間の血を必要とする。だから、人間を刺すのはハマダラカのメスだけだ。マラリア原虫に感染しているハマダラカのメスに刺されると、マラリア原虫が人間の血液内に入り込む。人間の体内に入ったマラリア原虫は肝臓で増殖し、それが血液中に出ていき、ヘモグロビンを破壊する。

マラリアの発症までの期間はマラリア原虫の種類によって異なり、熱帯熱マラリアで7日くらい、最も長いのは四日熱マラリアで40日からそれ以上の場合もある。

発症すると38度を超える高熱や倦怠感といったインフルエンザに似た症状が現れる。症状が進行すると貧血、黄疸《おうだん》などが現れ、さらに悪化すると肝臓や脾《ひ》臓が腫れてくる。特に熱帯熱マラリアは重症化しやすく、乳幼児が感染すると死亡するケースがかなりある。

マラリアの発熱には周期性があり、マラリア原虫の種類によって48時間毎（三日熱マラリアと卵形マラリア）か72時間毎（四日熱マラリア）に発熱する。熱帯熱マラリアでは周期性がなく、常に熱があることが多いようだ。発熱は赤血球が破壊されるタイミングで起こるといわれる。

なお、以前から知られているこれら4種類のマラリア原虫のほか、最近新たにサルマラリア原虫が発見された。これはサルと蚊の間で感染していたのが、人間にも移るようになったものだ。サルマラリアは感染から24時間以内に急激に増殖し、重症化しやすいとされる。主にマレーシアやタイなど東南アジアで症例が多く、注意が必要である。

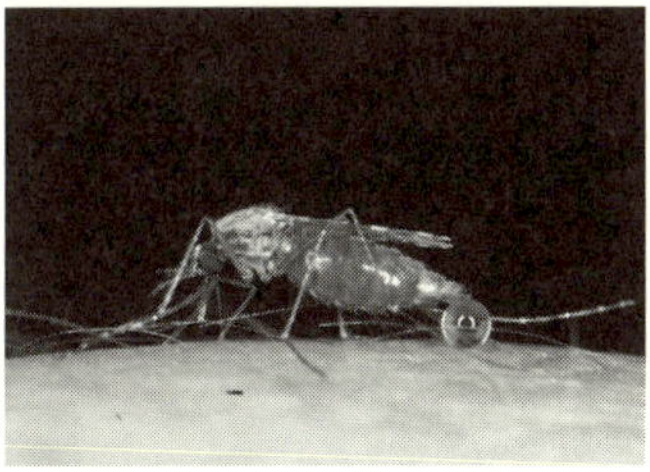

ハマダラカ
（写真提供／国立感染症研究所昆虫医科学部）

第3章

あるべきものがないなら、自分でつくり出す

58歳にしてNPOへ

２０１１年の終わり頃、住友化学に一風変わった話が舞い込んだ。アメリカのNGO団体「マラリア・ノーモア」の本部が、住友化学のCSR推進室に、日本に「マラリア・ノーモア・ジャパン（MNMJ）」をつくりたいと協力を依頼してきたのだ。

マラリア・ノーモアは、マラリアの撲滅を目的に、アメリカで２００６年に設立された非営利組織だ。中心メンバーにはウォール・ストリート・ジャーナルやニューヨーク・タイムズのジャーナリスト経験者、企業経営者などがいる。アメリカ赤十字や、ビル・ゲイツ氏とその妻メリンダ・ゲイツ氏が立ち上げたゲイツ財団も支援している。イギリス、オランダやカナダに支部を置いており、アジアにもプラットフォームがつくれないか模索していた。そこでマラリア事業を行っている住友化学に相談があったのだ。

住友化学では当初、CSR推進室が中心となって組織や理事の構成を考えていたものの、この方面に明るいのは西本麗常務（当時）と僕の２人だけだった。

相談を受けた僕は、理事の選任や事務所の確保、さらには事務局の立ち上げなどについてアドバイスしていたが、２０１２年の６月になり、最後にMNMJの実質的な責任者となる事務局長兼専務理事をどうするかということが議論になったとき、西本常務から「やってくれないか」という打診があったのだ。

僕自身、当初から「自分がやるしかないな」と思っていたので、今回はすぐ、「はい、ぜひやらせてもらいます」と二つ返事で引き受けた。自分が最も適任だという自信もあったからだ。

このまま住友化学に残って上のキャリアを目指すという選択肢もあった。同年代のビジネスパーソンからすれば、先の見えないＮＰＯの職を選ぶのは奇妙な選択に見えたかもしれない。しかし、僕は「マラリアの問題を何とかしたい」という思いのほうが強かった。折しも、アフリカでは大きな目標だった現地の研究所がオープンし、開所式を行ったところだった。

当初のミッションだった現地工場の開設、年間３０００万張りの生産体制確立、一般市場のスーパーでの販売開始、そして研究所の設立まで成し遂げ、自分の仕事はひと段落したかなという思いもあった。

こうして２０１２年10月26日にＭＮＭＪの設立総会が行われ、30日に設立パーティー、31日付けで出向辞令が出た。

翌日の11月1日から新たに、ＭＮＭＪでの仕事がスタートした。

実は、当日になるまで異動の件は同僚のみんなに明かさなかった。事業部長がＮＰＯ法人へ出向するなんて異例中の異例だったからだ。そのため同僚の驚きも大きく、中には戸惑いの声もあった。「道半ばでまだまだやるべきことがあるのに、急な異動は無責任だ」という声もあったが、一方、「ＮＰＯ法人なら、水野さんらしい」という声もあった。

アメリカの友人に言われた「もったいない」のひと言

このように、マラリア・ノーモア本部から住友化学に持ち込まれた話がきっかけではあったが、僕の中には少し前から心境の変化が起こっていた。

それは、「自分は次に何をすべきなのか」という思いだった。

これについて考えるようになったひとつの要因は、最初に勤めた日本モンサントでの上司であり、日本サイアナミッドに転職するきっかけをつくってくれたランディ・マーカソンという友人の存在だ。

彼とはモンサント時代から家族ぐるみの付き合いがあり、住友化学に入ってからもちょくちょく行き来し、自宅を訪ねてはかつての同僚たちと食事したりしていた。

あれは2011年6月のこと。ニューヨークへ出張した帰りに3泊4日の休みを取り、久しぶりにノース・キャロライナ州にあるランディの自宅に立ち寄った。

彼の家は広い森の中にあり、母屋のほかゲストハウスやプールも備えている邸宅である。そのときも彼と2人、プールで日光浴をしていた。

すると急に彼が、

「タツオ、これからどうするんだ？」

と聞いてきた。

「リタイアした後、僕は大学で教えたり、小さなベンチャーのアドバイザーをしたりしているんだけど、お前はどうなんだ」

と言うのだ。

突然、そんなことを聞かれて、僕は戸惑った。

住友化学では、農薬ビジネスから畑違いの防虫蚊帳ビジネスに移って戸惑ったが、担当部署は部から事業部に昇格し、順調にいっているところだった。退職後どうすると言われても、正直あまり考えていなかった。

しどろもどろに出たのは次のような言葉だった。

「まずは今の仕事をもっとしっかり軌道に乗せることかな……。アフリカに研究所もつくらないといけないし……」

でも、彼はそれを聞いて、「もったいないよ」と言ったのだ。

「なぜ？」と聞いたら、こう答えた。

「マラリア対策の蚊帳でアフリカに貢献したんだったら、次は公衆衛生とかマラリア対策の分野で、日本で何かできることがあるんじゃないか？　途上国でのビジネスで学んだことを、次の世代の日本人にリーダーシップのあり方として伝えるのも意味があるんじゃないか？」

彼自身、企業のＣＥＯを辞めた後も、大学で経営学やマーケティングを学生に教えたり、友人の会社のコンサルティングをしたりしながら、自分の経験を社会に還元しようとしている。

「そうだな……。そろそろ自分も何か、これまでの経験を活かしてできることを探してみようかな……」

日本に帰る飛行機の中で、そんなことを考え始めていた。

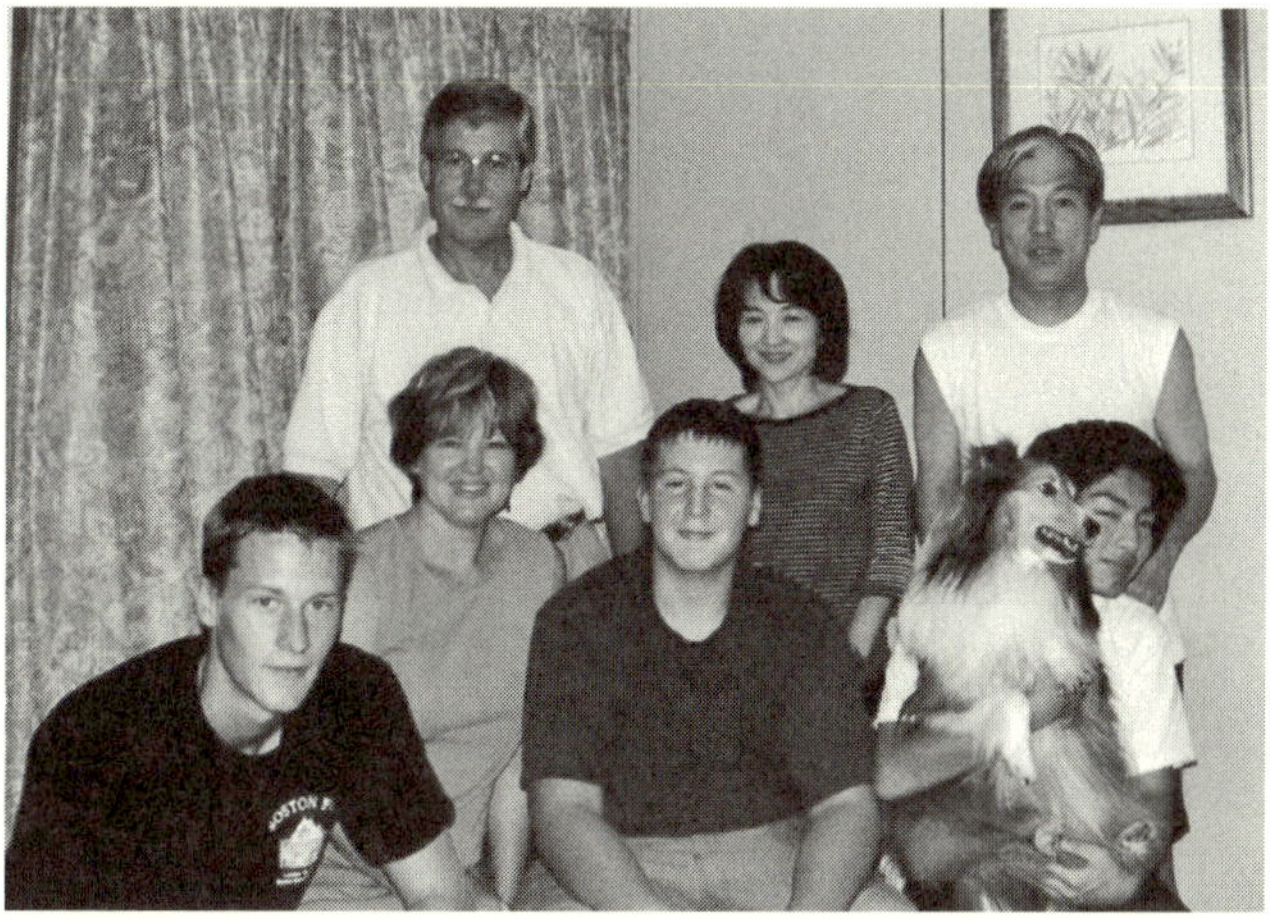

15 年ほど前、日本の我が家に泊まりに来たマーカソン家のみなさんと。後列左がマーカソン氏、右が僕（水野）、中央が妻。

「あるべきものがないなら、自分でつくればいい」心に刺さった恩師の言葉

もうひとつのきっかけは、石倉洋子先生との出会いだった。

僕は2012年の1月に六本木ヒルズで開催された「グローバル・アジェンダ・ゼミナール」に参加してみた。

このゼミは、一橋大学名誉教授でイノベーションを専門とする石倉先生が主宰している。世界規模の課題を参加者が英語で考え、議論し、実行プランをまとめるのである。

参加者の多くは20代、30代の若い人たちだ。その中に50代の僕が飛び込んでみて、どんな議論や対話ができるのか、どんな刺激をもらえるのか興味が湧いたのだ。

しかし講座が始まってみると、自分だけが飛びぬけて年上ということもあり、最初はきちんと参加できているか不安を抱いたのは事実だ。ほかの参加者は誰もが英語も堪能で、僕は農業や感染症分野ならなんとか議論についていけたものの、それ以外の分野の専門用語はからきしわからなかった。

それでも、参加した意義は大きかった。事業部長という肩書を捨て、年代も専門も違う人たちと英語だけで議論するのは、とてもエネルギーがいることだった。上下関係がないからみんな本気でぶつかってくるし、多くの学びを得られた。

参加してみて気づいたのは、エイズや結核については日本国内にもいくつかNPOや予防対策の団体があるのに、マラリアにはこれといった専門の団体がないことだった。

僕自身、海外において「オリセットネット」を通してマラリア関係の話をする機会はたくさんあっても、国内でマラリアのことを話題にする機会が極めて少ないことが気になっていた。

アメリカやイギリスなど欧米先進国では「地球規模の課題」として認識されているマラリアが、日本国内ではほとんど話題にならないという事実に深く気づく機会になったのである。

講師を務められた石倉先生と渡部恒雄先生の言葉で特に僕の心に響いたのは、

「今の日本に本来あっておかしくないものがまだ存在しないとしたら、そして、そのことに自分が気づいたとしたら、それをつくることから始めればいい」

という教えだった。

僕は何をしなければいけないのか……。ＮＰＯへの転向の話が舞い込んできたのは、まさにそんなときだった。

「これはフェアじゃない」

さらにもうひとつ、50代で新たな挑戦に踏み出した理由としては、マラリア対策を「自分ごと」として考えられるようになっていたこと、そしてアフリカが好きになっていたことがやはり大きい。

初めてアフリカに足を踏み入れたとき、「日本とこんなにも違うのか！」という驚きと、自分が子どもだった昭和30年代の日本に似た懐かしさを感じた。

舗装されていないでこぼこ道、トタン葺きの錆びた屋根の家、人で溢れかえった市場、雨が降ると泥でぬかるむ道。

タンザニアのアルーシャは、僕の眼には新鮮だった。他のアフリカの町より気候が穏やかなせいか、人もそれほどあくせくしていないので懐かしく感じられたのかもしれない。

さらに、ローカルの病院やクリニックでマラリアの現状を知れば知るほど、また現地で

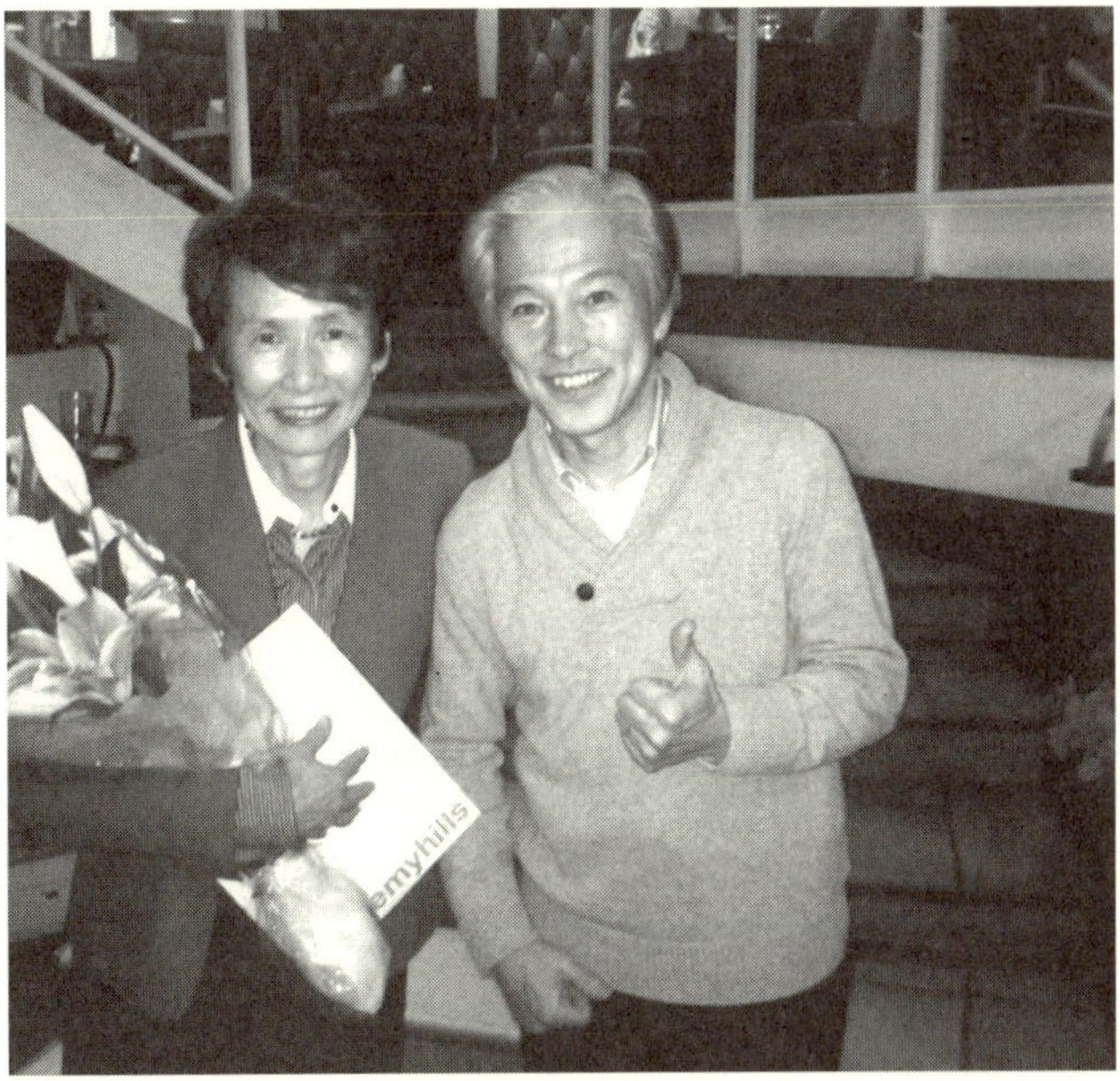

2012 年 3 月 4 日、「グローバル・アジェンダ・ゼミナール」の同窓会にて石倉洋子先生と。

子どもたちが飲む水や食生活を見れば見るほど、日本という国に生まれた幸運を実感した。生まれた場所が違うだけで、こんなにも違う環境、違う人生があるんだとつくづく感じたのだ。

最初は「日本とは違う」「日本に生まれた自分は幸運だ」という気持ちがほとんどだった。しかし、そのうち「これはフェアじゃない」と感じるようになり、なんとかできないものかという思いが湧いてきた。「怒り」にも似た不思議な気持ちである。

生まれた国を問わず、子どもにはみんな未来がある。健康に生きる権利がある。最低限の治療を受ける権利もあるはずだ。

アフリカに生まれた彼らにだって、このグローバル化した世界で自分の力を試し、能力や才能を開花させるチャンスがあっていいし、あるべきだ。

そのためにはまず、子どもたちの命を守ること、できるだけ健康に幼児期を過ごせること、母親が安心して子育てできることが大切だと強く感じるようになった。

もちろん、僕は医者や看護師ではないし、虫（蚊）の専門家でもない。そういう技術面からマラリア対策をサポートすることはできないが、日本の技術や資金を現地に届ける活動を通して貢献することならできるのではないか。

いつしかそう考えるようになっていた。

焦らず、諦めず、放っておかない

アフリカで学んだことのひとつに「焦らず、諦めず、放っておかない」という考え方もある。これは、あちこちで途上国ビジネスをテーマにした話をしているうちに言語化されていった。

以前、僕はＴｏＤｏリストに全部書き出して、すぐにひとつずつ消していかないと気が済まないタイプだったが、アフリカと関わるようになっていつしか、もっとゆったり構えられるようになった。

アフリカの人たちは日本人から見ると、本当にのんびりしている。いまでもタンザニアを訪れると、街角で昼間から、いい年をした男たちが座りながらいつ終わるともなく、おしゃべりをしている。

それがごく普通の社会なのだ。だから日本人が現地へ行くと、「なんでもっとまじめに働かないんだ」と考えてしまいがちだ。

しかし、彼らには彼らなりの時間が流れている。少しずつお互い理解していくしかない。するとある日、お互いの距離が縮まった気がする瞬間が訪れたりするのだ。

先進国のビジネス論理かもしれないが、僕は変化にかかる時間を短く見積もっていたような気がする。すぐ結果を求め、こちらの要求が正論なら相手はすぐに変わるだろう、なんて思ってしまっていた。

例えば品質管理について指導するときもそうだった。前述したように、もともと向こうがよしと考えていた品質は、日本側が求めるレベルよりはるかに低かった。それでも折り紙で例えてみたり、ほかの工場と競わせてみたりして意識の強化を図り、ＩＳＯ９００１を取得できた。

それを、もしすぐにできないからといって、焦って諦め、全てを日本側でやろうとしていたら、いつまでたっても変化は起きなかっただろう。時間はかかるかもしれないが、「彼らはできるはずだ」と可能性を信じてじっくり取り組んだ。

社会のインフラが整い、ＩＴ技術も普及し、なんでもスピーディーに行えることに慣れすぎた我々のほうがむしろ、勘違いしているのだ。個人であれ組織であれ、変化には時間がかかるということを忘れてはならない。

特にマラリアのような公衆衛生に関わる分野で、アフリカのような異文化に入っていって、何かを成し遂げるとなればなおさらだ。だから、「焦らず、諦めず、放っておかない」という姿勢が欠かせない。最初からある程度、時間がかかることを前提に物事を進めるのだ。その分、できるだけ早く取り組み始めることも重要だ。

マラリア対策に取り組む日本初のＮＰＯ

２０１２年11月、僕は住友化学に籍を置いたまま、ＮＰＯ法人マラリア・ノーモア・ジャパン（ＭＮＭＪ）の発足と同時にその専務理事に就任した。

ＭＮＭＪは日本で初めての本格的なマラリア対策を専門とするＮＰＯ法人だ。代表である理事長は外務省出身で元ドイツ大使にお願いし、現在は関西学院大学の副学長である神余隆博さんが務めている。理事はコモンズ投信会長の渋澤健さん、元熱帯医学研究所副所長で長崎大学名誉教授の高木正洋さん、早稲田大学平山郁夫記念ボランティアセンターコーディネーターの長島美紀さん、マラリア・ノーモア本部ＣＥＯのマーチン・エドランドさんなどにお願いしている。

発起人（ファウンダー）には、住友化学とエクソンモービルが名前を連ねている。エクソンは石油資源の開発のため世界各地に進出しており、現地の風土病としてマラリア対策には以前より従業員対策とＣＳＲの両面で取り組んでいる。すでに、２０００年以降１００億円以上をマラリア支援に支出している。

ＭＮＭＪの設立趣意書には次のような点が盛り込まれた。

・今なお、世界人口の約半分がマラリア感染の脅威にさらされている。犠牲の９割は貧困に苦しむサブ・サハラ以南のアフリカで発生し、多くは５歳未満の幼児である。そこには、１分間に１人、命を落とし犠牲となっている現実がある。
・マラリアは予防・治療が可能な感染症である。蚊帳などを使用することにより感染を防ぐことができ、早期の正確な診断・適切な治療を受けることにより治癒する可能性が高くなる。
・「Malaria No More Japan（マラリア・ノーモア・ジャパン）」は、啓発活動やアジア地域で活動する他団体との連携を強化し、アフリカとアジアでのマラリアによる犠牲者を無くすことにより、途上国の人々の生活を向上させ、より持続可能な社会づくりに寄与することを目指す。

設立から3年。少しずつではあるが、こうした目標に向かってMNMJは歩みを進めている。

マラリアの真実③

アフリカでなぜマラリアが多いのか？

現在、マラリア患者の9割近くはアフリカ、それもサハラ砂漠以南の国々で発生しているといわれる。なぜ、アフリカでこれほど多くマラリアが発生しているのだろうか。

理由はいくつか考えられる。

まず、感染者の数がもともと多い。症状がなくても、マラリア原虫を体内に持っている人が数多く、血を吸う蚊が原虫を運ぶことで感染のサイクルができている。

次に、マラリアを媒介するハマダラカが、雨季になると大量に発生する。温度などの環境的な条件もあるし、公衆衛生に関するインフラも非常にぜい弱だからだ。

僕もアフリカで、家の壁にぎっしり止まっているハマダラカを見たことがある。道にできた水たまりや、それこそカバの足跡にたまった水の中にも、ボウフラがウヨウヨしていた。それは日本人の想像を超えるとてつもない数だった。

加えて、アフリカの家は隙間だらけなので、蚊が簡単に入ってくる。そのため屋内で使う蚊帳を援助機関が無償配布しているわけだが、蚊帳の利用はもともとアジアの習慣で、アフリカにはようやく1980年代になって入ってきたものだ。

そもそも、蚊がマラリアを媒介するということを知らない人も多く、蚊帳はなかなか普及しなかった。ＷＨＯのデータでは、２０００年頃のアフリカにおける蚊帳の普及率はわずか3〜４％にすぎない。

ようやく２０１４年になって、マラリアの感染リスクがある人の半数に蚊帳が行き届いたとされるが、利用方法を正しく理解してもらうのも大きな課題だ。アフリカではひとつの部屋で煮炊きや就眠をするケースが多く、火の粉により蚊帳に穴があいたり、破れていても修理していない現場を僕はたくさん見てきた。

さらに、最近、僕自身が行ったケニアのビクトリア湖のそばのマラリア流行地では、ハマダラカが活発に活動し始める日暮れ前から就眠までの時間、多くの人が戸外で活動しているのを見た。子どもたちも野外で家事の手伝いをしている。それは火を起こすための薪集め、湖での洗濯や食器洗い、さらに生活水の運搬などだ。

つまり普段の生活の中で蚊にさされる機会がかなり多いうえ、特に子どもは半袖、短パンという無防備な服装をしている。

また、多くのアフリカの人たちはマラリアにかかることはある程度仕方ないと思っているようなのだ。もちろん、医療関係者は熱心に予防や治療に取り組んでいる。しかし一般の家庭、特に大人の男性は、自分たちが子どもの頃からマラリアを身近に経験してきたせいか、マラリアにはかかってしまうものだと諦めているのではないかと、現地に入るたびに感じる。残念だが、それを前提にして対策をとらなければならない。

第4章

誰にでも自分を活かすチャンスが訪れる

世界を変えることは自分を活かすチャンスだ

僕は50歳を超えてから、３つ目の勤務先である住友化学で新しい事業の責任者となり、未知のアフリカで合弁工場を立ち上げるなどいろいろな経験をすることができた。

過労から抑うつ状態となり、１か月以上自宅休養を余儀なくされたが、マラリアで子どもを亡くした母親の姿を思い出したことをきっかけに、ビジネスと社会貢献の折り合いが自分なりについた。

そこから、仕事に向き合うスタンスが変わった。いや、人生への向き合い方が変わったと言ったほうがいいかもしれない。それがなければ、いまの自分はないだろう。

世界を変える挑戦は、いつでも、どこでも、誰にでもできる。世界を変えることは、自分を活かすチャンスだ。

50代というのは若い人に比べれば、少し遅いスタートだったかもしれない。一方で、僕にはビジネスで培った経験や人脈、知識があったことが良かったように思う。シニアにこそ新たな挑戦をしてほしいと勧める理由がそこにある。

若い頃からのキャリアで学んだことが、アフリカでの事業に役立った。もちろん、アフリカでの事業を通して得た学びもたくさんある。本章では、僕がこれまでの経験で得た学びや大切にしてきた考え方を共有したい。いつか社会に貢献したいと思っている若い人たちや、自分の経験を活かして世界を変えるチャレンジをしたいと考えているミドルからシニアの人たちのヒントになるかもしれない。

何も、若いうちからグローバルな仕事や大きなプロジェクトを手掛けろということではない。自分の個性を見極めてスキルを磨けば、どんな分野や方法で世界を変えられるか、おのずとわかるはずだと思う。

僕が伝えたいのは、直感や流れに身を任せてもいいこと、時には心地よい場所から出ること、得意パターンを見つけること、自分が大事にしている価値観に従うこと、チャンスを逃さないこと、などだ。

大きな選択は直感や流れに身を任せ、最後は自分で決める

僕のこれまでの人生は、同年代からすれば少し常識を外れていたかもしれない。いまの若い人なら転職やＮＰＯへの転向は珍しいことではないだろう。自分で起業する人も増え

てきた。でも、終身雇用制度が全盛期だった僕と同じ世代からは珍しがられることが多い。

僕の知人に、有名大学を卒業し、東証一部上場の有名企業に就職した人がいる。与えられた仕事をきちんとこなしていれば、年々、給料もポジションも上がっていったそうだ。外資系企業に入り、転職を繰り返した僕から見ると、とても安定した堅実なキャリアに思えたし、今でもそう思っている。

しかし、あるときその知人に食事に誘われた。ちょうど、2度目の転職をした後のことである。

彼はこう聞いてきた。

「水野さんはなんでそう何度も転職ができるの？　不安はないんですか？」

「そりゃ不安はありますよ。でも、自分ならできると言い聞かせて、あとは一生懸命やるんです。そうすれば、なんとかなるものですよ」

僕はそう答えた。すると、彼は次のように言った。

「僕はね、どの大学を受験するか決めるときも、結婚相手についても、母親の言う通りにしてきたんです。就職するときは、大学の先生の勧めに従いました。確かにいま、生活に不安はないんだけど、なんだかこれでよかったのかなと感じてね」

僕は絶句してしまった。

親が子どものためを思ってアドバイスすることは別に珍しいことではないだろう。ただ、彼が自身の生き方に疑問を感じていたことは確かだ。

もちろん、これは僕と同年代の人たちすべてに当てはまるわけではない。しかし、周囲の価値判断に従って長年働き、定年間際になって不安を覚える人も少なくないと感じている。

すでに述べてきた通り、僕は3度転職をした後に今はNPOにいるが、どの選択も誰かの誘いや流れに身を任せてきた。僕自身にとっては自然な選択だったと思う。論理的な根拠があったわけではない。だいたいが「なんとなく」の直感や流れに任せてきたことも多いからだ。

思えば、最初の会社の説明会に参加したのも、北海道から東京までの往復交通費を会社が負担していたからだった。「旅費がタダなら行ってみようかな」という単純な動機だ。それから内定まで時間はかからなかった。

今の時代、こんな就職活動がいいとは言えないかもしれない。若いうちから、どの仕事が自分に向いているか考え、将来の夢を語るのはすごくいいことだと思う。でもそんな人ばかりでもない。僕もそうだった。

就職するまで、どの仕事が自分に向いているかなんてわからなかったし、考えもしなかった。そんなときは「なんとなく」で決めてもいいかもしれない。もし自分と合わなかったら、そのときやり直せばいいのだ。

でも、「決断するのは自分」であることはいつも肝に銘じている。そうすることで、失敗したら誰かのせいにすることもないし、それを乗り越えたら成長を実感できるからだ。

あまり最初から慎重になり過ぎ、どうしようか迷っているうちにチャンスを逃すほうがもったいない。後述するが、それを気づかせてくれたのは最初の転職のときだった。直感や流れに任せ、自分で決断し、間違ったと思えば引き返せばいいと思っていた。

人生は選択の連続だ。自分の意志と責任で選び、結果も引き受ける。それが成長につながる。

つねに現場を見る

日本モンサントは僕が入社した当時、まだ社員数100人足らずの小さな組織で、2週間ほどの新人研修が終わると僕はたった一人の北海道担当になった。日本企業ではちょっと考えられないことだ。

東京にいた当時の上司は、「北海道のことは君に任せているんだから、君が決めて、結果を報告してくれればいい」という感じで、むしろ安易な相談はいちいち受け付けてくれない人だった。

今でいう「丸投げ」というやつだ。僕はそれならそれでやりたいようにやってやろうと腹をくくり、「まずは現場を見なければ」と北海道中を見て回ることにした。

最初は札幌駅前のホテル（忘れもしない道庁前の札幌東急ホテル、学生のときに約2年間アルバイトをしたホテルである）に仮住まいし、不動産屋を何軒か回って物件を探した。結局、中心部から離れているが、高速道路や国道に出やすい、つまり出張に出やすい場所に、事務所兼自宅という形で2LDKの駐車場付きマンションを借りた。

農業用製品をユーザーである農家に届けるためには、まず農業試験場や農薬改良普及センターに製品を認めてもらう必要がある。僕は北海道中の試験場やセンターを回り、サンプルを持ってひとつひとつ製品の特長を説明していった。

また、自社製品の効果や、使用量を間違ったときの作物への影響などを確かめるため、農家から土地を借りて実際に作物を育てることも行った。

そのほか、研究機関の専門家や高い技術を持つ農家などに指導をあおぎ、必死に勉強した。


この頃、会社の車での走行距離は年間8万kmを超えていた。

もちろん、失敗もたくさんあった。入社してすぐ、本社からいきなり9月末の販売予測を出すように言われたので、問屋や現地メーカーなど取引先から販売予測をヒアリングし、それを単純に足し算して報告した。

その年は春の気温が極端に低く、作物への悪影響を予防するため、除草薬散布を控えるように促す注意警告が出たため、予測に対して実績が大きく下方にずれてしまった。

事情が分からなかった僕は、「せっかく一人で頑張っているのに、どうしてだろう。でも、すべて責任は自分にある」と悩み、十二指腸潰瘍になってしまった。後で考えれば、1年目に予想が当たらないのは当たり前、それほど気にすべきことではなかったと思う。

その他にもいろいろ一人で悩み、苦労はしたが、こうして現場を回り、利用者の声を直接聞く経験が後に生きた。

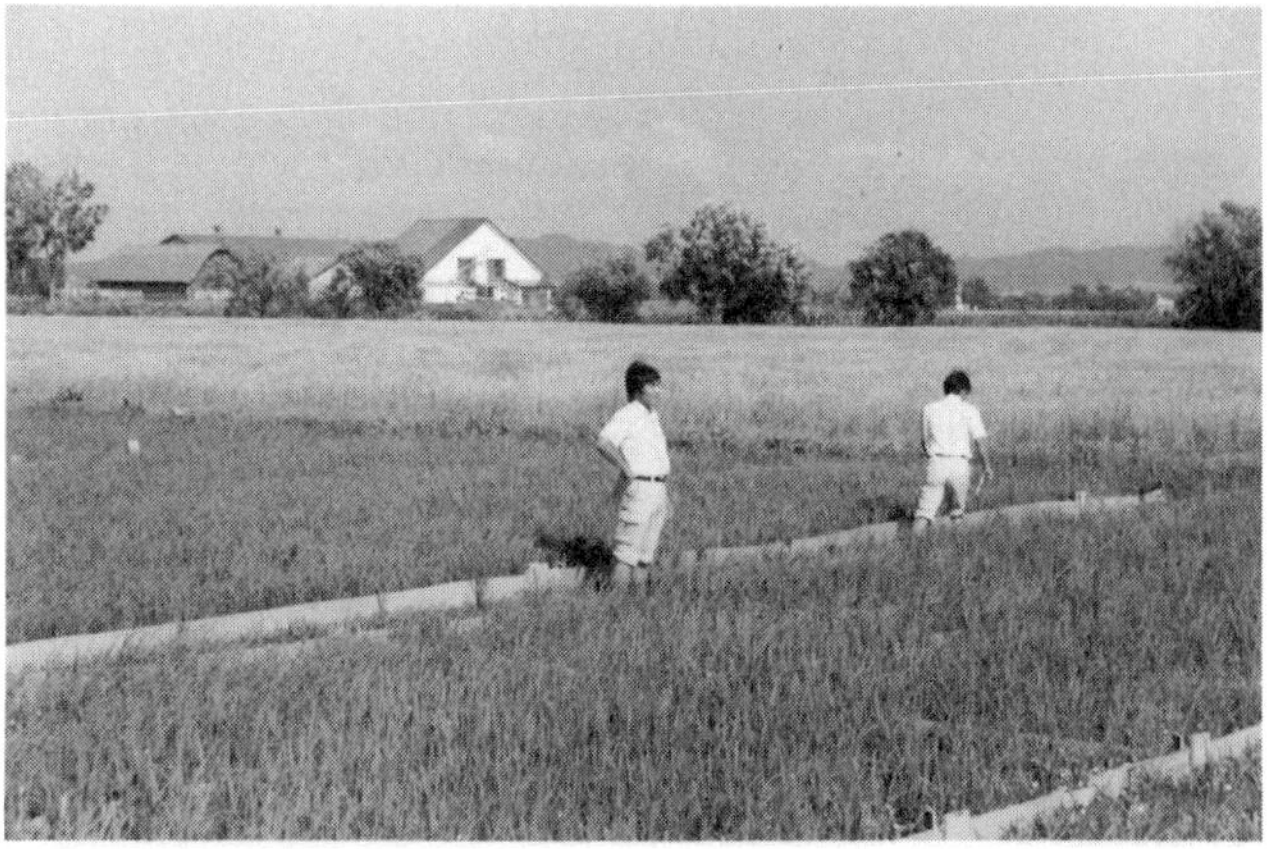

自社製品の効き目などを試験するために借り上げた北海道岩見沢の現地圃場にて。当時の同僚の岩崎氏と。

知識を蓄え、実践に活かす

最初に勤めた日本モンサントの社内で、マーケティング担当の上司がよく「日本でも欧米でも、ビジネスで成功するカギはブランドとマーケティングだ」ということを言っていた。

これに刺激され、僕は外部の講座に通ったり、異業種交流会に出席したり、テキストをいろいろ読んだりして、「PEST」「3C」「4P」「SWOT」「5FORCES」「成長戦略」などマーケティングの基本的なフレームワークを学んだ。

33歳のときに転職した日本サイアナミッドでも、通信講座や社外のセミナーなどでマーケティングやマーケット調査の勉強をさらに重ねた。

特に役に立ったのは「カスタマー・インサイト・スタディ」と呼ばれる手法だ。

これは、顧客（カスタマー）の普段の行動を同行観察したり、行動の理由や価値判断をその都度インタビューしたりすることにより、顧客本人も気づいていない本音や、外からは分からない潜在的な心の動き、影響される要因や場面を発見し、マーケティングに活かそうとするやり方だ。

44歳のとき、2度目の転職で住友化学に移った際も、南北アメリカの農薬事業の担当となり、現地の農家をまわって「カスタマー・インサイト」の調査を行ったことは既に述べた。

アフリカで「オリセットネット」事業を行っている際も、国際援助機関に卸すだけでなく現地のスーパーで販売を始めたのも、これまで培ってきたマーケティングの専門知識を活かしたい、という野心があったからだ。

現在、マラリア・ノーモア・ジャパン（ＭＮＭＪ）の専務理事としての仕事においても、マラリアがまだ残る東南アジア諸国の現地ニーズやアフリカでのマラリア診断における顕在化していないニーズを探るため、「カスタマー・インサイト・スタディ」の手法を活用できないかと考えている。

また、２０１５年には非営利組織の資金調達スキルを磨くべく、ファンドレイザー育成講座に通い、「准認定ファンドレイザー」の資格をとった。この研修への参加者もほとんどが20～30代だったが、新しい知識を学ぶ経験は非常に楽しかった。

時には「居心地の良い場所」から出てみる

日本モンサントでは、北海道の一人営業から始まったが、プロダクト・マネージャーや福岡の営業所長など、徐々に上のポジションを任せられるようになっていった。しかし一方で、「居心地の良い場所に安住していないか」という危機感のような思いもほんの少し抱いていた。

取引先との関係構築も良好で、売上は伸び、仕事は順調だった。

しかし、1年ほどして僕は、同業の日本サイアナミッドにマーケティング・マネージャーとして転職した。

きっかけは、日本モンサントの日本支社での上司がアメリカン・サイアナミッドの本社に移り、国際部門のVP（バイス・プレジデント）に昇進しており、日本法人のマーケティング強化のため人を探していたことだった。ヘッドハンティングの話が舞い込んだのである。

しかし、アメリカン・サイアナミッドの日本法人は当時まだ組織が小さく、売上は日本モンサントに比べると5分の1ほど。

「なぜわざわざ、そんなところに行くんだ」と言われたが、僕としてはマーケティングの責任者をやらせてくれるというのが決め手だった。

それまでの現場経験と座学で身につけたマーケティング・スキルを新天地で試してみたい、それが将来のキャリア形成にプラスになるのではないか、と考えたのだ。

仕事で自分を鍛えていくと、それなりに実績もあがり、自信もでき、足場が固まってくる。社内で一目置かれるようになり、ポジションもついてくる。

そのままさらに上を目指すのもいいが、時にはあえて「居心地の良い場所」から出ることが大事だ。これもある意味で直感だった。客観的には五分五分、あるいは四分六分でリスクのほうが高かったかもしれない。

不安や迷いもある。しかし、いつも安全な選択ばかりしていては、自分の可能性を殺してしまいかねない。

また、この転職にあたって、大きな意識の変化も生まれた。僕の担当だった人材紹介会社のヘッドハンターに冗談半分で、

「次の会社に移ってからも　ちゃんと面倒みてくれるんですよね？」と聞いたら、

「そんな気持ちなら転職はやめたほうがいいですよ。うまくいきません」ときっぱりと言われたのだ。

頭を思い切り殴られた感じがした。転職を考えていながら、誰かに依存しようとしている自分の甘さに気づかされたからだ。

新しい挑戦には、自分から積極的に仕掛けていくパターンと、周りから声がかかったり状況の流れに乗るパターンがある。

もちろん、先ほどのヘッドハンターからの話にもあったように「誰かに面倒を見てもらおう」という気持ちは厳禁だ。ほんとうに自分の選択かどうか、その見極めができれば、むしろ後者のほうが安定しているというべきかもしれない。

苦しいときこそ自分の得意パターンが見えてくる

何度も転職していると「順調なキャリア」と思われることも多いが、実は環境が変わるために必ずといっていいほど苦境に陥っている。そのたびに、何とかして乗り越えると、急にうまくいく、そんなパターンを繰り返してきた。

僕はそれを「ナイキパターン」と名付けた。ナイキのロゴマークのように一度落ち込んでもいつか道が見え、上向きになるという意味だ。

33歳で日本サイアナミッドに転職したときも、最初はまったくうまくいかなかった。

転職後はマーケティング部長に就き、ある新製品の農薬を日本市場に投入し、販促の責任者に就いたが、予想に反してまったく売れず、大量の在庫が発生した。リンゴなど果樹農家がメインターゲットだったが、皮膚につくとヒリヒリ感があるということで敬遠されたのだ。

せっかく会社を移ったのに、いきなりの大ピンチである。そのうえ、業績悪化に会社に見切りをつけて辞める社員も続出した。

僕の最初のミッションは、在庫になった製品をなんとか減らすという、いわば敗戦処理だった。

他の幹部社員と同じく他社へ移らないかとヘッドハンティング会社から声をかけてもらったが、何も実績を上げずにすぐ転職するのは嫌だった。

アメリカ本社、日本の製品開発部や日本国内の取引先メーカーと何度も相談し、打開策を検討した。その結果、皮膚についてもヒリヒリせず、洗えばすぐ落ちる「マイクロエマルジョン化」という技法を見つけ出し、即座に開発を進めてもらった。

僕ら販売部隊は、その原理や特徴をまとめたオリジナルのプロモーション用のビデオを制作し、農協や改良普及センターの担当者に配布した。当時の業界ではまだ、パンフレットやスライドによる説明が一般的で、非常に珍しがられた。

地道な活動だが、全国各地の農協が各農家に配布している「防除歴記載」と「注文書」をできるだけ集め、そこに自社製品を載せてもらうように、営業担当者を通してコツコツと働きかけることにも力を注いだ。

こうしたテコ入れにより、新製品の販売は少しずつ上向いていった。

すでに述べたモンサント入社後の一人営業のときも、アフリカ事業で休職したときも、「先が見えない」ときは何度もあった。

しかし苦しいときこそ、自分で考え決めたことをコツコツやっていると、やがて上向きになってくる。

一度大きく落ち込むが必ず挽回できる。そして、落ち込む前以上の成果に結びつく。それが自分の得意のパターンだということが分かってきた。ただ、「ナイキパターン」はほかの誰にでも可能だと思っている。

考え続けていると解決策は向こうからやってくる

地道な努力をコツコツ続けていると、早い遅いは別にして、やがて事態は好転するものだ。特に、「考え続ける」ということが大事なように思う。考え続けているうちに、解決策が向こうからやってくるのだ。

いま紹介したマイクロエマルジョン化もそうである。ただ敗戦処理だけに力を注ぐのではなく、なんとか巻き返しを図るため、ユーザー目線である農家の人たちの拒否反応を和らげ、再度使ってもらえるようにするにはどうすればいいか、昼も夜も、平日も週末も、「ああでもない、こうでもない」と考えていた。そのうちにマイクロエマルジョン化という技術が当時の研究所にあり、既存の技術を一新できる可能性があると浮かび上がってきたのである。

タンザニアの合弁工場で、「折り紙」を品質管理の研修に使おうと思いついたときもそうだった。アフリカの従業員のみんなに、防虫蚊帳の製造工程における品質管理の大切さを、今までとは違った方法でどのように伝えたら効果的なのか。従来のように、いくら「品質、品質」と念仏を口で説明するだけではおそらく伝わらない。何かうまい方法がないか、僕は数日間、仕事中も家に帰ってからもずっと考えていた。そして、現地へ向かう飛行機の中で、機内誌を手に取って眺めていたときのことだ。そこに折り紙の特集記事が載っていたのである。

折り紙は一枚の紙を何回も順に折っていく。そのひとつひとつの折りがきちんとできていないと、目的の形に仕上がらない。

「これだ！」

僕は至急、ネットから折り鶴の折り方を検索して、それを当日のパワーポイントのスライド資料に利用し、蚊帳製造プロセスと重ね合わせてプレゼンをつくり、幹部、工場のスーパーバイザーを集めた説明会で使ってみた。我ながらよくひらめいたと思った。

「ひらめき」というのはおそらく、そういうことなのだ。何かを考え続けているとそのことに対して敏感になり、様々な情報の中から無意識に関連したものを探し出したり、頭の中にある雑多な要素を上手に組み立てて答えを導き出したりするのだと思う。

チャンスの神様の見かけはみすぼらしい

「チャンスの神様」の話をご存じだろうか。

チャンスの神様は一見してみすぼらしい姿をしており、前髪は3本しかない。そのため、自分の横を通りがかってもなかなかそれとは気づかない。

通り過ぎた後、振りかえって、その背中を見ると「チャンスの神様」と書いてあるのだが、そのときはもう手遅れだ。

僕の2度の転職、すなわち、日本サイアナミッドと住友化学への転職は、最初は必ずしもうまくいかなかった。他人から見たら前向きな挑戦とは見えなかったかもしれない。

日本サイアナミッドへの転職では、敗戦処理的な仕事から始まったが、課題を解決すべく工夫と努力を重ねているうち、自社がより大きな組織を統合するというチャンスに巡り会った。多くの新しい仲間に出会い、様々な経験をすることで大きく成長させてもらったとつくづく思う。

住友化学への転職についても、50歳を過ぎて、思いもかけずマラリア対策用の防虫蚊帳をアフリカで製造、販売するビジネスを任され、過労からうつ状態になったりもしたが、結果的には世の中を変える仕事として夢中になることができた。

キャリア・チェンジを含め、新しい挑戦にあたって「チャンスかどうか」を判断する基準は世間の常識などではない。自分の大切にしている価値観に合致するかどうかが一番重要だと思う。

自分の「可能性」を信じるのに根拠はいらない

僕が大切にしている価値観といえば、何より自分の「可能性」を信じるということだ。新しいことに挑戦するにあたっても、自分の「可能性」を信じられるかどうかで判断してきた。

60歳の定年後、関連会社に残るという道もないではなかったが、できたばかりの「マラリア・ノーモア・ジャパン」（ＭＮＭＪ）に移ったときも同じことだ。

ＭＮＭＪが専門とするマラリア対策は、自分の住友化学でのキャリアを活かすことができる。さらにいえば、いまここでチャレンジしないことを後悔したくないと思った。60代でもう一度、新たなチャレンジを始め、マラリアで苦しむ人たちのために何かできれば、きっとこの世を去るとき、自分をほめてやることができるのではないかと思ったのだ。

自分の「可能性」を信じるということは、仕事のキャリアに限らず、充実した人生を送るための秘訣だと僕は考えている。


自分の「可能性」を信じるのに根拠はいらない。何の根拠もなく、「自分はできる」と信じるのである。むしろ、中途半端に根拠があると、その根拠が否定されたり、揺らいだりすることで自分を信じることができなくなる。だから、根拠はいらない。

ただ、根拠なく自分の「可能性」を信じるからといって、自分を過大評価したり、過信したり、ましてや周りを見下すような態度をとるのはまったく違う。むしろ、自分の「可能性」を信じるからこそ、自分に足りないものを自覚し、もっと努力しなければならないと考えるのだ。

そして、小さなことでもいいので失敗や成功を積み重ねる。成功はもちろん自信につながるし、失敗についても「成功のために必要なステップだ」と考えることで、自分を信じる力が強くなっていくはずだ。

競争するのではなく「ユニーク」であれ

自分の可能性を信じることと並んで、僕が大事にしてきた価値観は、「ユニーク」であるということだ。

人はもともと、それぞれユニークな存在である。でも、ユニークでいることには不安もともなう。そのため、無意識のうちに他人と同じように振る舞おうとする。特に日本人はその傾向が強い。

その点、僕がなぜ「ユニーク」にこだわるのか。実は、生い立ちに原点がある。

僕には双子の兄がいる。一卵性双生児なので見た目はそっくりだ。そのため、子どものころは周囲からどちらができるか、できないかについていつも比較された。特に、担任の先生が僕たち兄弟を競争させようとするのは嫌だった。「達男君、哲也君に負けたらあかんよ！」「勝ってよかったね」なんて言われると、「誰のため？」「先生のため？」などと幼心に反発を感じた。勉強の面では兄にまったくかなわなかった劣等感もある。

そのうち、兄と比較されないためには「ユニークでなければいけない」と思うようになった。進路を決めるときに農学部を志望したのもそのためだ。できの悪かった僕は受験に失敗し、1年間浪人し北海道大学に入れた。でもその1年は、兄と比較されることなく自分自身の道に集中できた時間だったともいえる。

このときの経験から僕は、人と競争するのではなく、自分の目指すものを決めたら、その実現のために自分なりのルーチンやルールをつくり、それを守り続ける大切さを知ったように思う。

大学卒業後、外資系企業に入ったときもそうだ。当時から外資系企業は実力主義で、どれだけ成果を上げられるかで昇進のスピードや給料などの待遇に大きな差がつく。でも、僕はあまりほかの社員と張り合うつもりがなかった。営業担当者として数字を追いかけながら、自分にしかできないアプローチをいつも考えていた。

転職した先で、鳴り物入りの新製品が売れずにピンチになったときも、他のマネージャーたちが次々に転職していく中、僕は逆に社内に残り、なんとか売れる手立てはないか頭をひねり、マイクロエマルジョン化という解決策を見つけてその普及に没頭することができた。

他者と張り合うのではなく、違う視点やアプローチで勝つことを意識していると、次第に独自のアイデアが生まれる。また、有力な助言者や支援者が得られ、それが結果に結びつく。そういうやり方が得意になったのだ。

弱みをさらし、仲間の力を借りる

僕がこれまで大切にしてきたもうひとつの価値観は、仲間との信頼関係を大事にするということだ。

自分の可能性を信じ、ユニークさにこだわるといっても、一人でできることには限りがある。仲間の協力や支援があってはじめて、自分の可能性も自分のユニークさも発揮できる。

僕が特にそのことを意識するようになったのは、日本モンサントから日本サイアナミッドに転職したときだ。

転職してすぐ、マーケティング部の部長に就任したが、実はマーケティング部には僕一人で、ほかの社員は誰もいなかった。しかも、当初は新製品の不具合のフォローに追われ、チームをつくるどころではなかった。

しかし、多くの人が辞めていく中で、営業部長を兼任することになり、一人では何もできないとつくづく感じた。営業担当者のモチベーションを高め、一人一人が最大の成果を上げてくれることが、組織全体の力になることを知った。

徐々に現場が落ち着いてくると、本格的にチームのマネジメントを考えるようになった。特にシェルを買収した際、僕は30代後半で本部長となったが、部下には50代の人もおり、皆にやる気を出してもらうマネジメントがますます必要となった。

上司が一方的に目標を与えたり、業務を指示するだけでは、スタッフのモチベーションは決して上がらない。かといって、目標や課題を示さないのではリーダーとしての役割は果たせない。

そこで僕は、組織にとって大切なこと、つくり出したい結果や目標を明確で具体的な言葉で語ることにした。

例えば、「新しい直販組織を立ち上げ、これから主力製品と新製品はすべて直販組織で扱い、１００億円の売上を目指す。そのことが実現して初めて新生サイアナミットの存在意義が証明される」といった感じだ。決して特別な事ではない。ただ、目標はいつも少し高めに置いた。

そして、その目標を実現するためにどうしたらいいか、幹部のメンバー一人一人に繰り返し相談し、何度も、なんでも話し合う機会をできるだけ多くつくるようにした。時には自分の不安や迷いなど、弱みも正直に伝えた。

僕自身、そんなに強いリーダーシップがあるタイプではなく、むしろ目標は示すが、それをどう達成するかは一緒に話し合い、考えを聞かせてほしいタイプである。メンバーの声に耳を傾け、僕の考えも伝えながら、徐々に目標を共有し、役割と行動を具体化していくようにしたのだ。


40日間の休職後にオリセットネットの事業に復帰したときも、僕は自分の仕事を積極的に部下に任せるようにした。国際機関との調整や現地工場のマネジメントまで、自分一人で抱え込んでいたことが病気につながったのだ。一人だけではすべてを背負えないと素直に認めることで、部下が責任をもってそれぞれの役割をこなしてくれるようになった。

とにかく、全体の目標を共有してもらい、周りの人の力を借り、一人一人のメンバーがチームの目標と自身の目的を「自分ごと」と思ってくれるよう努めた。それがチームで結果を出す、僕のやり方だった。

「世界を変える」気づきの訪れ

自分の可能性を信じること。人と競うのではなく、ユニークさで勝負すること。仲間との信頼関係を築くこと。これらは僕がずっと大切にしてきた価値観だ。

誰にでもおそらく、そういう大切にしている価値観があるはずだ。生きるうえでの「軸」と言い換えてもいい。

それがしっかりしていれば、どんな困難に直面しても、また予想外な出来事でへこたれそうになっても、そこから立ち直り、再びブレることなく、前へ進むことができる。

さらにいえば、自分の価値観をしっかり持っていれば、いずれ自分の人生の意味に気づくときがくる。それが僕にとっては「世界を変える」という志だった。

そのことを最初に僕に教えてくれたのが、「オリセットネット」の開発者である伊藤高明さんだ。

伊藤さんは僕より7歳年上で、大学を卒業後、住友化学に入社し、最初は農業用の薬剤を研究していた。

10年くらいして家庭用殺虫剤を開発するベクターコントロール研究室へ移った。ベクターとは疾病を媒介する昆虫のこと、ベクターコントロールはそうした昆虫の被害を抑えるという意味だ。

当時、住友化学は家庭用の殺虫剤の原液で世界シェア7割を誇っており、マラリアを媒介するハマダラカの防除剤もつくっていた。でも、研究の中心はあくまでビジネスとして大きい家庭用の殺虫剤、農薬や除草剤の開発であり、ベクターコントロール研究室は社内では傍流であった。伊藤さんにはそれに対する反骨心があったのかもしれない。

ある日、「サウジアラビアでマラリアが流行している」という新聞の記事を見て、伊藤さんの脳裏に砂漠とインド洋の夕日が浮かんだ。

もともと商船大学志望で海外志向が強かった伊藤さんはそのとき、「マラリア対策こそ自分のライフワークだ!」と目覚めたという。

周りの人間から見ると、「なんでそんなところでスイッチが入るのだろう」という感じだが、伊藤さんに迷いはなかった。それが「天命」というものなのかもしれない。

それから伊藤さんは、担当の業務をこなしつつ、誰に言われたわけでもないのに合間の時間でマラリア対策の研究に打ち込むようになった。

伊藤さんが目をつけたのが防虫蚊帳だ。マラリアは夜寝ているうちに、ハマダラカという夜行性の蚊のメスに刺されることで感染する。だから、ハマダラカに効く薬剤を染み込ませた蚊帳を使えば、手軽でしかも経済的に感染を防ぐことができると考えた。

当時すでに薬剤を使った防虫蚊帳があったが、それらは通常の蚊帳の表面に防虫剤の液を塗っただけのもので、時間が経ったり洗濯したりするとすぐ効果が薄れてしまうのが欠点だった。定期的に薬剤の液に浸せばいいのだが、面倒ですぐ忘れてしまう。

伊藤さんは、新しい防虫蚊帳の開発にあたって2つのコンセプトを立てた。

ひとつは再処理をしないでも長期間効果が持続すること、もうひとつは通気性を確保し、ハマダラカの多い熱帯地域でも使いやすくすることだ。

長期間効果が持続するには、薬剤を糸にしっかり染み込ませることが必要である。幸い、住友化学は蚊帳の材料になる樹脂も手掛けており、伊藤さんは交流のあった奥野武さんという一人の研究者に声を掛けた。

奥野さんは樹脂の専門家で、薬剤を樹脂に練り込んで徐々に放出するようにするというアイデアを出してくれた。こうして、伊藤さんと奥野さんの二人三脚による研究が始まった。

薬剤といろいろな樹脂の組み合わせを考え、何度も試作品をつくり、ハマダラカを確実に退治できる薬剤の成分と分量、またその効果ができるだけ長く続く樹脂の組み合わせを探す地道な研究が続いた。

通気性を確保する観点からは、蚊帳の網目の大きさを1㎜単位で変えて蚊の通り抜けを追跡した。その結果、4㎜の間隔であれば、仮に蚊が通り抜けることがあっても、その間にいったん糸のところに止まって薬剤に触れることで人を刺すことを防げることが分かった。

防虫蚊帳の開発を始めてから、伊藤さんは早朝や休日の出勤が当たり前になった。「ライフワークと決めた以上、必ずいいものを生み出したい」という情熱が伊藤さんを駆り立てたのだ。こうして10年近い年月をかけ、1994年ようやく「オリセットネット」が完成した。

このように、「オリセットネット」は、一人の研究者の「世界を変えたい」という思いから生まれた製品なのである。

僕はその思いを受け継ぐとともに、自分なりの使命感を自分の中に確立できたからこそ、いまこうして日本初のマラリア専門のNPO法人に関わっている。

アフリカで亡くなる子どもを救いたい。子どもを亡くし悲しむ母親の数を一人でも減らしたい。その思いが、僕を動かしている。

Boys Be Ambitious!「青年よ、野心を抱け！」

北海道大学の農学部に在学中、恵迪寮《けいてきりょう》という寄宿舎で過ごした。当時はまだ戦前に建てられたままの建物で、日本四大自治寮のひとつといわれたところだ。

「恵迪」とは「ひと筋の道」といった意味で、中国の四書五経『書経』の大禹謨《だいうぼ》にある「恵迪吉、従逆凶、惟影響〜迪《みち》に恵《したが》えば吉にして、逆に従えば凶なり。惟《こ》れ影響たり〜」に由来する。

僕はこの旧恵迪寮時代に、札幌農学校をつくったクラーク博士の有名な言葉「Boys Be Ambitious!」の本当の意味を教わった。

クラーク博士が任期を終えて日本を去る際、馬に乗って、当時の学生たちに対して

「Boys Be Ambitious!」と告げたとされる。それが後に、「青年よ。大志を抱け！」と訳されたのだが、そのニュアンスが実は多くの日本人が理解しているものとは違うというのである。

クラーク博士が本当に伝えたかったのは、日本語にすれば「青年よ。野心を抱け！」だったという。もともと、クラーク博士は札幌農学校で生徒たちに、「Be Gentle!」と言い続けていたらしい。つまり、「男たるもの紳士たれ！」ということであろう。短い2年ばかりの任期の間、その言葉を教え子たちに言い続けた結果、紳士たることの大切さは伝わった。しかし、あまりに皆がおとなしく、まじめ過ぎることを危惧した彼は、別れ際、かなり厳しい口調でこの「Boys Be Ambitious!」を餞の言葉としたというのである。

世間の荒波に負けず、何事を成し遂げようとするとき、おとなしさや真面目さは得てして邪魔をするもので、自分が言い続けた「Gentle」ではなく、むしろ「Ambition」つまり「野心」ともいえる気概をもって生きるようにと、自分の教えに対する反省も込めて伝えたのだ。

いまでもそうである。アフリカをはじめ海外に出てみると、日本人はなんて優しく、おとなしいのだろうと感じる。自戒の念も込めて言うのだが、もっとやんちゃで野心的であっていいのではないか。夢や希望は若い頃だけのものではない。人間、生きている限りいつだって野心を抱くことはできる。その野心の実現に向かって走り続けるのだ。私自身、これからもクラーク博士の教えを心に刻んでいきたいと思っている。

マラリアの真実④

近年加速するマラリア対策

人類とマラリアとの闘いは、分かっているだけでも4000年以上前にさかのぼる。しかし、マラリアがハマダラカという蚊によって媒介されるということが分かったのは、ほんの100年ほど前のことだ。

1902年、イギリスの内科医ロナルド・ロス博士はこの発見でノーベル賞を受賞した。さらにその後も、マラリア関係の研究で2人のノーベル賞受賞者が出ており、現在、ロナルド・ロス博士が論文を発表した8月20日が「世界モスキート・デー」となっている。

こうした長い人類とマラリアの闘いの中で、WHOは1990年代に一度、マラリア撲滅を諦めた時期がある。

抗マラリア薬や殺虫剤に対する抵抗性（耐性）を持つ蚊が出現し、マラリア原虫やハマダラカといったしたたかな生物の適応力に人類の科学力が追いつかなくなったのだ。

しかし、90年代後半に再度、新しい技術やツール（防虫加工した長期残効性のある蚊帳、簡易検査キットなど）、薬（アルテミシニン）などの開発が進み、2000年以降、世界銀行、米国開発庁、グローバルファンド、そしてその他の財団などの資金的な援助を受けて再度マラリア対策が復活した。

それを牽引するプロジェクトとしてＷＨＯが打ち出したのが「グローバル・マラリア・アクション・プラン」で、包括的なマラリア対策が展開されるようになった。

これらがマラリアの罹患者数、死亡者数ともこの10年でほぼ半減する原動力になっているのだ。

さらに、ＷＨＯなど国際保健に関わる団体では、これから２０３０年までの15年間に世界中でマラリアでの罹病者、死亡者をさらに90％減らす目標を掲げている。具体的には、罹患者数を２０００万人、死亡者を6万人までに減らそうという野心的な目標だ。

また、昨年秋の東アジアサミットでは、アジアからマラリアで亡くなる人をゼロにしようという目標を採択した。

加えて、２０１５年8月に世界で初めて、マラリア対策用のワクチンの認可がヨーロッパでおりた。世界的にも、新規ワクチンの開発、新規抗マラリア薬の開発は進んでいるし、日本の国内でも、複数の研究機関、大学、そして医薬メーカーがワクチンや抗マラリア薬の研究開発に積極的に投資するようになってきている。

第5章

これからの10年で世界は大きく変わる

デング熱、上陸！

リーマンショックによる金融不況、中東の紛争問題、東アジアの安全保障、温暖化など、いまや国境を越える問題ばかりだ。グローバル化が進むことで、ある地域で起こった問題がほかの国や地域に飛び火するスピードも速まっている。

そのひとつに、新たな感染症の発生も含まれる。２０１４年に東京を中心に流行したデング熱は、日本社会に衝撃を与えた。国内では実に69年ぶりの発生となり、連日マスコミでも大きく報道された。

デング熱は、デングウイルスが感染して起こる急性の感染症で、発熱、頭痛、筋肉痛や皮膚の発疹などが主な症状とされる。人から人へ直接感染することはなく、一般的には症状も比較的軽い。しかし、東南アジアを中心に年間５０００万人とも1億人ともいわれる患者が発生しており、免疫力が衰えた高齢者や病気の人は重症化しやすい。

デングウイルスが感染するのは、患者の血を蚊が吸い、蚊の体内でウイルスが増殖し、その蚊が他の人を刺すことによる。ウイルスを媒介するのはアジアではネッタイシマカという蚊だが、日本ではヒトスジシマカ（いわゆるヤブカ）も媒介する。ヒトスジシマカは全国に広く生息し、昼間、活発に活動し、また待ち伏せ型の吸血をする。

２０１５年には、海外でデング熱に感染した輸入症例は前年を上回ったが、幸い国内感染の発生は確認されず、ほぼ忘れられてしまった。都内をはじめとする公園などでは事前に多くの対策が取られた効果だが、油断は禁物である。

感染症は、油断をしたときに蔓延する。デング熱の大きな特徴は「蚊に刺される」という、ごくごく普通のことで感染が広がる点にある。さらに厄介なのは、温暖化にともないヒトスジシマカの生息地域が北へ拡大していることだ。

また、「蚊に刺される」ことで感染する感染症は、デング熱だけなく、日本脳炎、ウエストナイル熱、フィラリア、リフトバレー熱などいろいろ存在する。ウエストナイル熱に至っては、日本国内に生息する60種類以上の蚊が媒介できるウイルスで、厚生労働省でも毎年、監視を強化している感染症である。

日本人にとっても他人事でなくなる日

マラリアも、「蚊に刺される」ことで広がる感染症だ。日本では、熱帯特有の感染症と思われているが、かつては温帯地域にも広く分布し、しばしば流行を繰り返してきた。

日本でも、古い時代の文献には「瘧（おこり／わらわやみ）」などとして、一定間隔で発熱したり、小さい子どもがかかると命を落とすこわい病気として紹介されている。そして、昭和の中頃までは土着のマラリアが沖縄から北海道まで全国で見られた。

しかし、生活文化や公衆衛生の向上により、昭和31年に本土ではマラリアがなくなった。また、昭和38年には最後まで残っていた沖縄の八重山諸島でも駆除され、その後は国内での発生は確認されていない。

これは、マラリア原虫がいなくなったことで、マラリアを媒介するハマダラカと人間との間での感染サイクルが遮断されたからだ。

マラリアを媒介するハマダラカそのものは、今も日本に広く生息している。コガタハマダラカとシナハマダラカである。

コガタハマダラカは、悪性の熱帯熱マラリアを媒介し、今も沖縄の宮古や八重山諸島に普通に生息している。シナハマダラカは、自然豊かな水田地帯に生息し、首都圏でも千葉、埼玉、栃木などで確認されている。

首都圏周辺でマラリアを媒介するシナハマダラカが生息しているという事実は驚きだと

疾病別の病原体と媒介蚊の違い

疾病	病原体	国内感染例	媒介する蚊（吸血時間帯）	外見の違い
日本脳炎	日本脳炎ウイルス	◎	コガタアカイエカ（夕方〜夜）	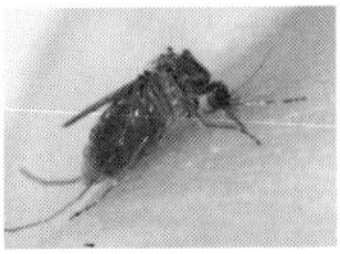 コダカアカイエカ
デング熱	デングウイルス	◎	ネッタイシマカ、ヒトスジシマカ（日中〜夕方）	
チクングニア熱	チクングニアウイルス	×	ネッタイシマカ、ヒトスジシマカ（日中〜夕方）	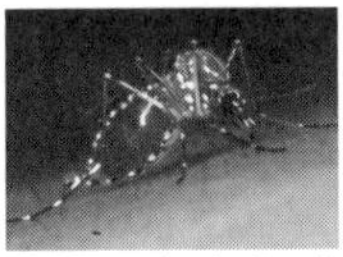 ネッタイシマカ
黄熱	黄熱ウイルス	×	ネッタイシマカ（日中〜夕方）	
マラリア	マラリア原虫	×	シナハマダラカ / 三日熱 コガタハマダラカ / 熱帯熱（薄暮〜夜〜明方）	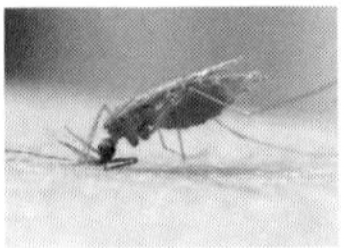 シナハマダラカ
ウエストナイル熱	ウエストナイルウイルス	×	アカイエカ、ヒトスジシマカなど60種以上（すべての時間帯）	

（写真提供／国立感染症研究所昆虫医科学部）

思うが、公衆衛生の知識の向上や、網戸やエアコンの普及などによって住宅構造が改善されたことにより、日本では現在、夜行性のハマダラカに刺されることは極めて少ない。

とはいえ、ハマダラカが生息しているところにマラリア原虫が入ってくると、流行する可能性は否定できない。

韓国や北朝鮮ではいまだにマラリアは完全に制圧されていない。近年、アフリカへの進出著しい中国では、年間数千人単位の感染者が出ているはずだ。

社会全体で蚊の発生しやすい水たまりをなくしたり、蚊帳の使用を広げたりして蚊に刺される機会を減らすことはとても重要だ。そうした社会全体の取り組みがおろそかになること、つまり「油断」によっても、マラリアが再び広がる。

マラリアこそが貧困の原因

マラリアの大きな特徴のひとつは、マラリア原虫を媒介する蚊に刺されるという、とても日常的で簡単なことが原因で感染し、発症する病気だということだ。

僕はケニア、タンザニアを中心にアフリカの病院やクリニックで、マラリアの治療を受ける多くの子どもや大人たちを見てきた。彼らにとって最善の予防法は、蚊に刺されないことである。

ところが彼らの多くは、つい最近までマラリアが蚊によって感染するということさえ知らなかった。子どもの頃にマラリアにかかって、ある程度の免疫ができ、今は普通に生活している大人たちが少なくないということもあるだろう。

雨が降ると蚊の発生が多くなり、雨季にマラリアによる感染者と死者が増えるのだが、同時にその時期は植物など食べ物も育つ時期なので、雨（湿気）が原因だとか、食べ物が原因とか、あるいは呪い、悪霊が原因だと考えている人がいまだにたくさんいる。

またアフリカでは、日本や欧米、アジアほど経済的に豊かではないから、蚊帳を自費で買うのはもちろん、予防薬を服用することなんてとてもできない。

その結果、いまもアフリカでは子どもたちは死の危険にさらされている。マラリアにかかると発熱で学校に行けない。大人もマラリアにかかるとやはり発熱で働くことができない。

マラリアが流行している国や地域では、マラリアが社会や経済の発展の妨げになっている。世界銀行の推計によると、マラリアによるアフリカの経済的損失は年間１２０億ドル、約1・2兆円にもなるという。このように、貧困と感染症、特にマラリアは切っても切れない関係にあるのだ。

逆に言えば、マラリアなどの感染症を撲滅することで貧困を解消する可能性が見えてくる。このことを提唱したのが、コロンビア大学地球研究所の所長で、国連ミレニアムプロジェクトのディレクターでもあるジェフリー・サックス教授だ。

マラリアが広がる仕組みは複雑だが、対策としてもっとも簡単で確実なのは、ワクチンのない現在は、繰り返しになるが予防として蚊に刺されないようにすることだ。

マラリアを媒介するハマダラカは夜行性でヒト志向性が強いので、蚊帳の使用はとても有効な手段なのだ。

期待される日本の貢献

こうした中で、日本に対する期待が高まっている。

ひとつは技術面における貢献だ。住友化学のマラリア対策用の防虫蚊帳は、ひとつの例に過ぎない。ワクチンの開発、抗マラリア薬の開発、新しい診断ツールの開発など、まだまだ日本企業がこの分野で貢献できるチャンスはあるし、ぜひそうしてほしい。日本の医薬、医療分野にはそれだけの底力があるはずだ。

日本政府と製薬企業などが立ち上げた「グローバルヘルス技術振興基金（GHIT）」がよい例だ。そこにはゲイツ財団も資金供与している。GHITは新しい医薬品や医療機器の開発プロジェクトを支援しており、マラリア関係のプロジェクトも数多く採択されている。

もうひとつ、資金面でも日本への期待は大きなものがある。

日本政府によるアジア、アフリカなどの保健分野への資金援助は従来から行われており、対象国からの要請による直接資金支援と、世界銀行、世界エイズ・結核・マラリア対策基金（グローバルファンド）などを通じての支援がある。

特に、グローバルファンドに関しては、2000年のG8九州・沖縄サミットでの議長国であった日本のイニシアチブで発足したこともあり、日本はとても重要な役割を占めている。今後もこの役割をぜひ継続してほしい。

さらに、アジアでのマラリア対策への直接的な資金援助や、保健システムの強化という形での支援も期待されている。日本は先進国の中でも保健分野で多くの知見を有しており、多くの貢献ができるからだ。

経済発展の基盤となるのは、何より人々の「健康」である。健康が確保される環境が整うことではじめて、人々は日々働くことができ、安心して子どもを産み育て、あるいは子どもたちは元気に学ぶことができる。それが人々の購買力を高め、経済の好循環を生み出すのだ。

「グローバル・ヘルス」や「ユニバーサル・ヘルス・カバレッジ」とは、そうした最低限の健康サービスが保障され、維持できる状態をあらゆる国や地域で確立しようという考え方だ。そして、マラリア対策は、その基本的な位置を担っている。

だから、マラリアという分野を通じて、僕らは「ユニバーサル・ヘルス・カバレッジ」の先頭に立っていくつもりだ。

日本でのマラリア啓発の広がり

ＮＰＯ法人マラリア・ノーモア・ジャパン（ＭＮＭＪ）が立ち上がって3年が過ぎ、少しずつではあるが日本におけるマラリア啓発の取り組みが広がってきた。

１年目は、５年に1回のＴＩＣＡＤ（アフリカ開発会議）が横浜で開催された年でもあったので、横浜の日産スタジアムで「ラン・フォー・アフリカ」というイベントを実施した。

ＴＶでも有名なシドニーオリンピック銀メダリストのワイナイナ選手や、ヤクルト陸上部のダニエル・ジェンガ選手をはじめ、多くの有名マラソンランナーに参加していただいた。

２年目以降のイベントとしては、２０１４から「ＦＥＥＬ　ＭＡＬＡＲＩＡ」プロモーションと名づけ、街頭で通りかかった人に「蚊」のシールを貼り、「蚊に刺されるというこんな簡単なこと」でマラリアが伝播することを知ってもらう活動を東京、大阪、福岡、そしてタイのバンコクで実施している。

このイベントには、アフリカ・ギニア出身のオスマン・サンコンさんに毎回協力していただいている。実は、サンコンさん自身、大切な姪っ子をマラリアで失うという悲しい体験があるのだ。

また、ケニアの民族楽器であるニャティティの演奏者で、国際的に活躍しているアーティスト、アニャンゴさんも折に触れて参加していただいている。彼女は単身でケニア奥地の村に赴き、ルオ族からこの楽器の手ほどきを受けた最初の女性演奏者である。彼女は、ケニアで修行中に4回もマラリアにかかった経験の持ち主でもある。

イベント以外の取り組みとしては、「ゼロマラリア賞」という賞を新設した。これは世界マラリアデー（4月25日）を記念し、マラリア制圧のため現地の支援や調査研究、また啓蒙活動などで活躍する個人や団体を表彰するものだ。

第1回目となった2014年度は、長年にわたって蚊帳をアフリカの子どもに送る国際青年会議所のキャンペーン「NOTHING BUT NETS」に協力し、日本全国各地で募金活動やチャリティによって支援金を集めてきた公益社団法人日本青年会議所が選ばれた。

昨年（2015年度）は、長年マラリアの研究に携わってこられた川本文彦氏（インドネシア・アイルランガ大学熱帯病研究所・客員教授、大分大学医学部環境予防医学講座・客員研究員）へ贈られた。長年の研究が今回の受賞で報われたとご本人からコメントいただけたことは、私たちにとってもとても嬉しいことだった。

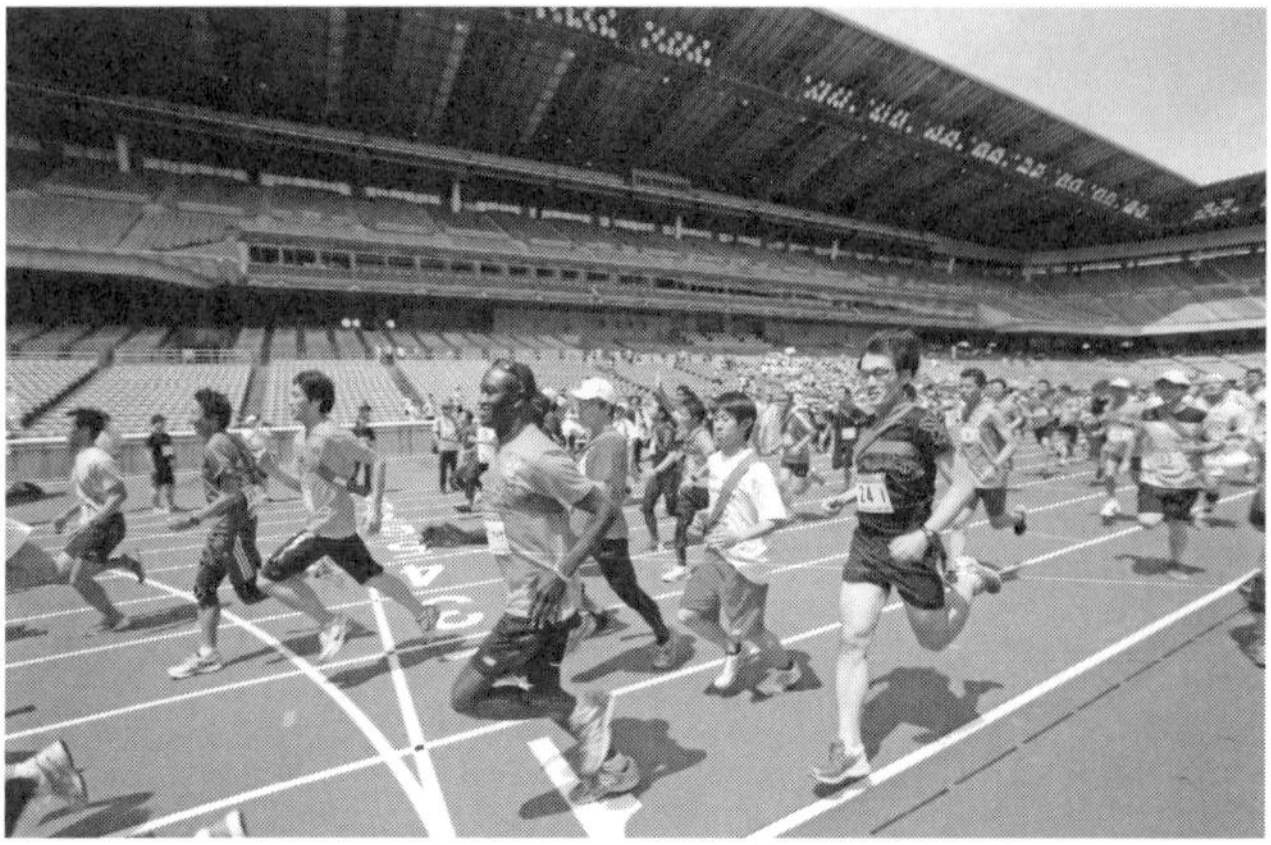

©Run for Africa 2013 photo by Kazushige Nagaya

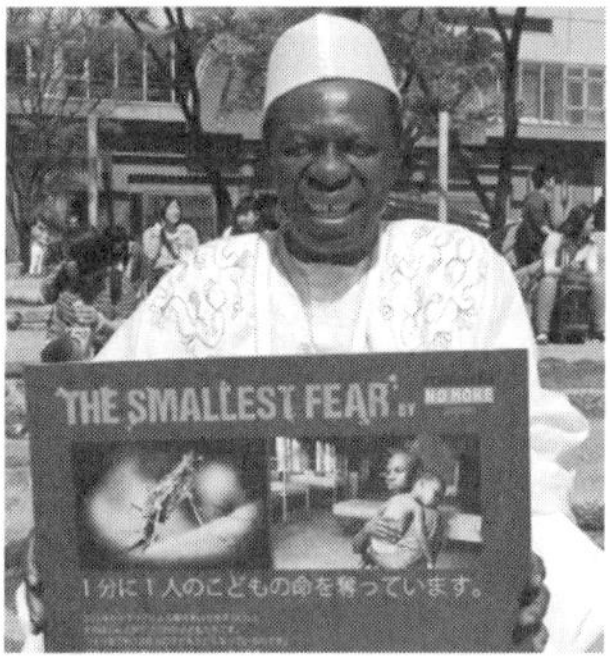
THE SMALLEST FEAR
1分に1人のこどもの命を奪っています。

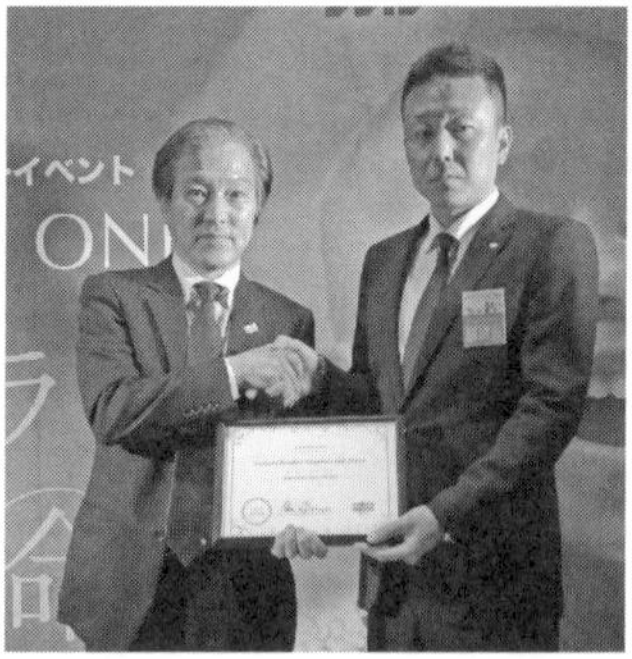
イベント

（上）横浜で開催された第５回アフリカ開発会議に合わせ、「Run for Africa 2013」と名付けたリレーマラソンを日産スタジアムで行った。

（左）福岡での「FEEL MALARIA」に参加していただいたオスマン・サンコンさん。

（右）2014年４月25日のマラリアデーで発表したゼロマラリア賞は公益社団法人日本青年会議所へ贈られた。

さらに、ＭＮＭＪの活動の大きな柱となっているのが各地での講演会やマラリアなどの専門家をお呼びしての市民講座の開催である。より多くの日本人に、マラリアの悲惨な現実やこれまでの国際協力の成果、これから日本の政府、企業、国民に期待されていることなどを知っていただきたいと思っている。

僕自身も、アフリカでの経験やＭＮＭＪの事務局長としての活動について、国内のＭＢＡコースとして有名なグロービス経営大学院大学の講座や株式会社グロービスが実施する企業研修の中で、グローバル企業を目指す日本企業のリーダーシップのあり方、企業理念の重要性、社会課題の事業化などのテーマを通してお話しさせていただいている。

加えて最近は、大学や高等学校で講演させていただく機会も増えてきた。特に、文部科学省が進めている「スーパー・グローバル・ハイスクール」構想の中で、私のこれまでの経験や考えを10代の人たちに伝えていければと願っている。

保健衛生やマラリアへの支援は未来への投資

先に述べた通り、２０１４年12月に日本ファンドレイジング協会の准認定ファンドレイザー資格試験にチャレンジし、無事受かることができた。動機はもちろん、ファンドレイジングの理解を深めることとそれを実践に活かし、ＮＰＯ法人の経営、運営を軌道に乗せたいという気持ちからだ。ＭＮＭＪも、賛同企業や個人からの寄付で成り立っている。ファンドレイジングは僕の重要な仕事のひとつである。

研修の中で大きな学びとなったのは、「支援、寄付が将来、未来への投資である」ということだった。特に、私が絡むマラリアの世界では、多くの子どもたちが亡くなるという事実がある。15年前は、年間１００万人を超えていた、そして今でも、年間40万人が亡くなっている。しかし、15年間で年間の死亡者数が半分以下に減った。

亡くならずにすんだ子どもたちはその後成人し社会に出て、収入を稼ぎ、消費し、社会経済に貢献している。この経済効果が相当大きい。もし、彼らが一人当たり平均生涯年収で、２００万円（月収６０００円、年間収入7万円、20歳から50歳まで成人してから30年間生きるとする仮定）稼ぐとすると、６００万人×２００万円で12兆円の経済効果があることになる。これは、これまでマラリア対策で救ってきた人の数から算出された数字だ。

２０１５年9月、国連とゲイツ財団は２０４０年までにマラリアで亡くなる人の数をゼロにするという目標を掲げた。それによって、向こう25年間で救われる命は１１００万人、経済効果は240兆円にものぼると試算された。

後述するように予防の蚊張をひとつ配布するのに1000円、診断と治療には100円しかかからない。いまも多くの人が、蚊帳や診断キットや治療薬を待っている。これらの人々にきちんと届く手段が講じられたら、それだけ経済効果が期待できる。

経済がグローバル化するいま、アフリカで事業を行う日本企業も増えている。そこで働く日本人を含めた従業員が、マラリア対策の恩恵を受けることになるだろう。つまり、保健衛生やマラリア対策への支援が、僕たちの将来の安全を保障し、さらに経済の発展を約束する重要な役割を果たすことになるのだ。

ＭＮＭＪの活動とキー・メッセージ

ＭＮＭＪの現状を最後にご紹介しておきたい。

現在の活動の柱は３つである。

第一に、実際にマラリアで困っているアジア・アフリカの現地への直接的な支援だ。発足以来2年半、マラリア予防のための防虫蚊帳や治療のための簡易診断テストと治療薬のキットを届けるため、国内企業や個人からの寄付を募って実施してきた。

ワクチンが開発されていないマラリアでは、予防は蚊に刺されないことに尽きる。そこで、予防のための防虫蚊帳をタンザニアの2地区において、4つの病院と診療所を対象に無償で配布してきた。

先ほども述べたが、2000年以降、相当数の防虫蚊帳がアフリカとアジアの各国に無償、あるいは有償でも安価で配布されているが、それでもまだ不足している。

また、届けるべき人にきちんと届けるため、防虫蚊帳の使用を指導してくれる医師やコミュニティ・ヘルス・ワーカーの存在も大切だ。彼らを見つけ出し重点的に配布するようにもしている。

一張りの防虫蚊帳を届けるのにかかる費用は、蚊帳本体500円、運賃が200円、教育費が300円、合わせて1000円である。

さらに最近は、精度の高い画期的な簡易診断キット（RDTと呼ぶ）が開発されている。顕微鏡などを使わなくても、血液採取してから約15～20分でマラリア原虫が血液内にいるかどうかが分かるので（厳密には原虫に対する抗体反応で検出する仕組み）、この簡易診断キットと抗マラリア薬（ＡＣＴ）をザンビア政府、アメリカのＮＧＯ、さらに供給メーカーと組んで、運賃と合わせて約１００円（1ドル）という安価な費用で提供してきた。

今後、この活動をどのように継続するかは、マラリア・ノーモア本部（ニューヨーク）と協議中である。

さらに、２０１５年2月からはアジアでも、インドネシア・シッカ県のマウメレという地域で、現地ＮＧＯ、現地大学の研究所と組んで、新たなマラリア制圧に向けた活動を開始した。

アジアでのマラリア制圧への課題は、もちろん蚊帳や薬の配布もあるが、特に重要なのが正確な診断である。症状が顕在化していない患者を早期に発見し、治療を施すには、いかに正確に診断するかがポイントになる。

そこで我々としては、まず現地での診断技術の向上を目指すべく、精度の高い診断機器の供給とそれを扱う診断技師のトレーニングに力を注ぐことにした。

第二は、調査・研究と政府への政策提言と働きかけだ。

２０１４年度にアジアでの現地支援先を決定するため、インドネシアに調査団を派遣

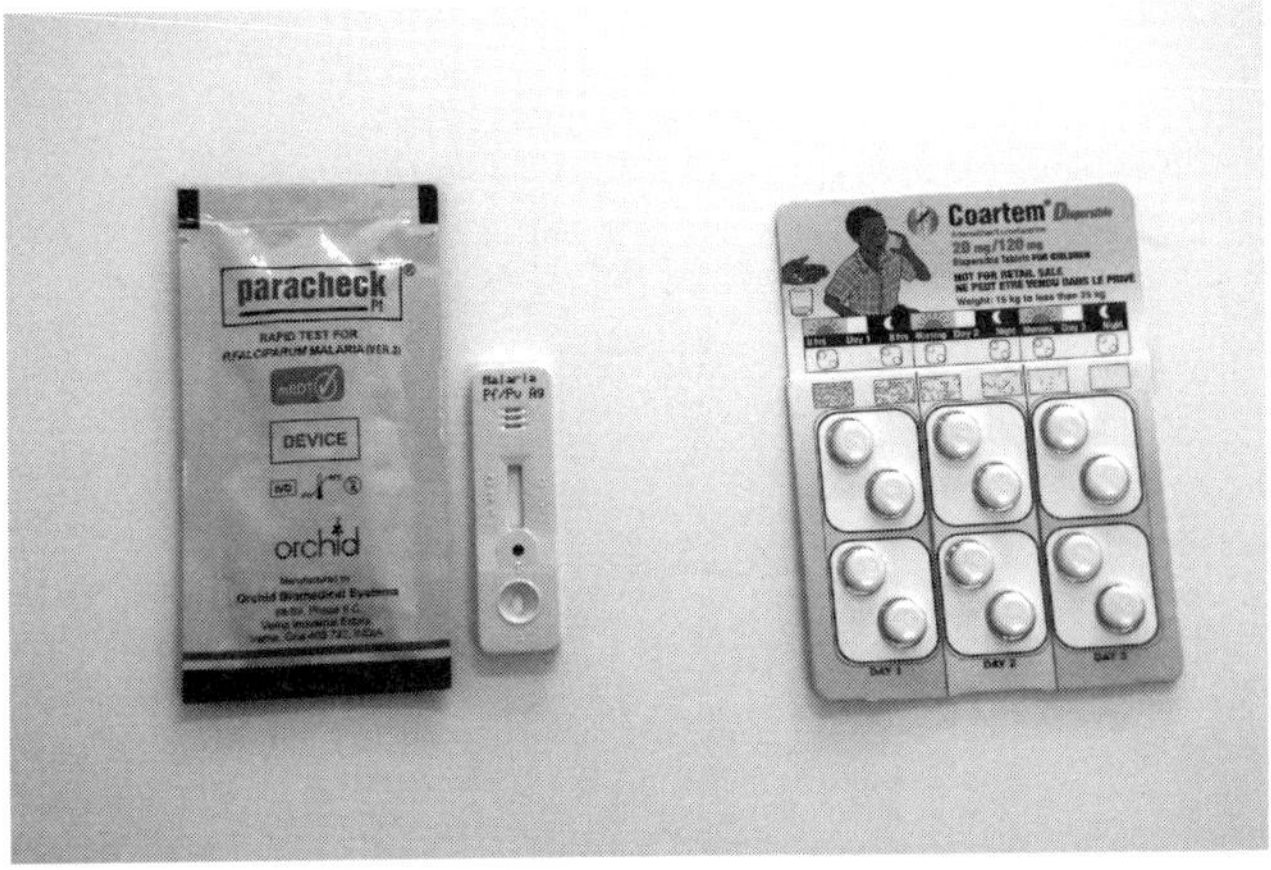

簡易診断キットと抗マラリア薬。約 100 円（1 ドル）で届けられる。

した。政府の活動とも連携する形で実施できる地域がどこか調査を行った結果、いま述べたように、シッカ県マウメレ地区を選定した。さらにここでは、できれば、将来を担うマラリアの研究者を育成したいと考えている。

加えて我々は、アジアにおけるマラリア対策の国際的なネットワークにも積極的に参画している。ひとつは、アジア太平洋マラリア制圧ネットワーク会議（ＡＰＭＥＮ）、もうひとつはアジア太平洋指導者マラリア連盟（ＡＰＬＭＡ）である。

彼らとの情報交換を通じて、今後のマラリア対策において日本がとるべきポジションや保健分野の支援策について積極的に発言していきたい。

いまアジアの政治リーダーの間では、２０３０年を目途としたアジアでのマラリア制圧に向けての議論が進んでいる。２０１５年9月にそのロードマップが発表された。アジアでの取り組みに合わせた日本政府の支援のあり方を、我々なりの視点から積極的に提案していく予定である。

第三は、日本国内、そしてアジアでの啓発活動である。

日本では第二次世界大戦中、特に東南アジアに出兵した際、現地でマラリアにかかり、戦後帰国した船員や出兵者にマラリアが流行した。戦後70年が過ぎ、すでにそうした事実を知る人もどんどん少なくなっている。

しかし、世界的にマラリアはいまでも年間2億人がかかり、約50万人が亡くなる世界三大感染症のひとつである。そのことを少しでも多くの日本人に知ってもらい、また経済のグローバル化や地球温暖化によって、いつ何時、デング熱のように日本に再上陸するかもしれないということを認識してもらう必要があると考えている。デング熱で人が死ぬことは少ないかもしれないが、マラリアは、「死を覚悟しないといけない病」である。この点も強調したい。

マラリアは今も世界的に大変深刻な疾病であり、現在のＭＮＭＪとしての基本メッセージは次の５つに集約される。

「1分に1人子どもが死んでいる（感染症による児童の死亡原因第1位）」

「アジアでも年間３０００万人がかかり、４万７０００人が毎年亡くなっている」

「今はワクチンはないが、予防・治療は可能である」

「予防蚊帳は一張り１０００円、治療セットは１００円で提供できる」
「マラリアは、必ず制圧できる疾病である」

足元を見て一歩ずつ

ＮＰＯ法人マラリア・ノーモア・ジャパンを立ち上げた年の秋、２０１３年9月に僕はキリマンジャロ登山にチャレンジした。

それまで、タンザニアにつくった新しい合弁工場の建設、拡張、運営、さらに当地での研究所の建設に携わった僕は、毎回キリマンジャロ空港を利用してきた。その回数は、ゆうに50回を超えるだろう。

その都度、飛行機から見えるアフリカ最高峰のキリマンジャロは、もし可能なら一度はチャレンジしてみたい山になっていた。

とはいうものの、僕はそもそも山登りはしないし、むしろ苦手なほうだ。テニスや野球はできても、マラソン、登山はやろうという気が起きない。持久力に自信が持てないからだ。

ただ、タンザニアをはじめアフリカにこれだけ通ったにもかかわらず、キリマンジャロにチャレンジしていない自分をちょっと許せない、お粗末ではないかという気持ちもあった。

そこで何人か山に登る人に尋ねたが、多くの人が、「それほど難しい山ではない」と言うではないか。唯一問題なのは、５９００ｍという高さからくる高山病だそうだ。

そこで一度、大きな病院で心肺機能の検査を名目に、キリマンジャロ登山ができるか調べてもらった。結果はまったく問題ないというものだった。

しかし、そのときは数日後に東日本大震災が起き、僕自身もそれどころではなくなり、行くならまず東北ということで、被災地のボランティアに切り替えた。

そんなこんなで2年が過ぎ、でもまた僕の中でむくむくと「やっぱり一度はキリマンジャロに登ってみたい」と心から思うようになった。

理由は、２つあった。ひとつは、年齢的にもどんどんチャレンジが難しくなりそうだと思ったこと。もうひとつは、現地で出会う人、一緒に登ってもらえる人に新しいＮＰＯ法人の名前を知ってもらい、一緒にキリマンジャロで「マラリア・ノーモア・ジャパン」のフラッグを掲げたいと思ったことだ。

こうして震災から2年後の２０１３年3月に再度、登ることを決意した。

しかし、５９００ｍの頂上まで自分は果たして行けるのか。無理かもしれない。でも、新しい自分が発見できるかもしれない。そんな不安と期待の入り混じった挑戦だ。

半年間、トレーニングを重ね、直前には体調検査と富士山登頂を行い、いよいよ9月、キリマンジャロに向け出発した。


結果からいうと、３つある山のピークのひとつ、ギルマンズ・ポイント（５６８５ｍ）まで制覇することができた。

それより僕にとって大事だったことは、この登山を通じていくつかの学びがあったことだ。中でも9月19日、いよいよ登頂を目指す日にこんな出来事があった。

頂上に最も近い山小屋であるキボ・ハット（４７００ｍ）に前日の夕方到着し、仮眠をとったのだが、期待や不安、体調のこと、仲間のことなどが頭をよぎり、ほとんど眠れなかった。

深夜の０時に起床し、午前1時に山小屋を出発。６時間でギルマンズ・ポイントを目指すのだ。ギルマンズ・ポイントに到着後、体調と気象条件が良ければ、最も高いウルフピーク（５８９５ｍ）まで約2時間半で往復し、その後、一気に２０００ｍ下まで全長27km を歩く計画だった。

夜中に登り始めたときはもちろん真っ暗である。みんなが一緒に山小屋を出たが、足元を照らすのは各人、ヘルメットに付けた小さなライトだけ。それぞれが自分のペースで登るのだが、リーダー以外の参加者12名に８名のガイドが付いて来てくれた。

僕は５４００ｍくらいまではほぼ他の皆さんと同じペースで、少し休憩を取りながら何とか登れていたのだが、いざ頂上間際の５５００ｍ付近から、急に脱力感に襲われ、気力が失われ始めた。

リーダーからは「焦らずマイペースで、しっかり深呼吸をして登ってくださいね」と言われ、自分ではしっかり深呼吸をしているつもりなのに、「それじゃまったく深呼吸になっていません。肩の力を抜いて、ゆっくり、深ーく……」と促され、それでもうまくいかない。

後から考えたら、すでにその時点で高山病にかかっていたのだ。軽いパニック状態になり、自分で自分をコントロールできなくなっていた。

下界の60％しか酸素がない状態で、自分としてはいっぱい空気を吸い込んでいると思っているのに、肺にはほんの少ししか入っていかない。息を吐いているつもりが、吐けていない。肉体的にも精神的にももう、アップアップという感じだった。

高山病を理由に最終日になって登頂を断念した仲間の顔が浮かんだ、僕も自信を失い、不安がピークに達した。

ここで諦めるわけにはいかないという気持ちと、安全に帰らないといけないという気持ちが葛藤する。

そのとき、仲間の一人が、僕に次のように声を掛けてくれた。

「水野さん、上を見てはいけませんよ。ただ足元だけを見て、半歩ずつ、半歩ずつでいいから足を前に進めるんです。それだけでいいんです」

思うように呼吸すらできない僕は、呼吸にばかり気をとられていた。

「そうだ。焦らず、足を前に進めないと」

今までとは別のところに気持ちが向くと思いがけず、足が少し前に進むではないか。すると、今までできなかった深呼吸も少しできる。不思議な体験だった。

ゆっくり体と心を整え、ただ小さく半歩ずつ、半歩ずつ、半歩ずつ前へ。決して上は見ず、ただ小さく半歩ずつ、小さく半歩ずつ前へ。

気がついたらギルマンズ・ポイントのすぐ手前まで来ていた。多分、その間、小1時間くらいは経っていたのだろうか。

その間、足を前に進めること以外、ほかの人や周りを気にする暇も、余裕もまったくなかった。

「これこそが登山の極意か?」

と思いつつ、朝7時12分、ついにギルマンズ・ポイントを制覇し、小さくガッツポーズが出た。

しかし、さすがにウフル・ピークまで往復2時間半は自分には荷が重いと判断。ピークへの登頂は諦めた。まだ、残りの下山にかかる時間（8時間）と距離（20㎞）を考えると「勇気ある撤退」と自分を納得させ、ギルマンズ・ポイントでの貴重な写真撮影を終え、早速山を下り始めた。

5700m付近に長居は禁物らしく、現地のガイドも「早く、早く」と急かす。上りに6時間かかったところ、ほぼ1時間半でキボ・ハットの山小屋まで下山した。

高山病の典型的な症状で、その日は昼食、夕食ともまったく食べられず、リーダーと仲間からもらったシバ漬けとたまごスープだけはなんとか喉を通った。何でもいいのでエネルギーになるものを腹に入れ、確実に水分を摂取することが高山病回復と下山のため必要なことのようだ。

キリマンジャロ登山で学んだこと。それはやはりチャレンジするということの大切さである。そして、仲間からの助言のありがたさであり、さらに上を見ないで半歩ずつ前に進むことで目標に近づくという事実だった。

一歩ずつ、いや半歩ずつではあるが、僕の「世界を変える」、「未来をつくる」挑戦は続いている。

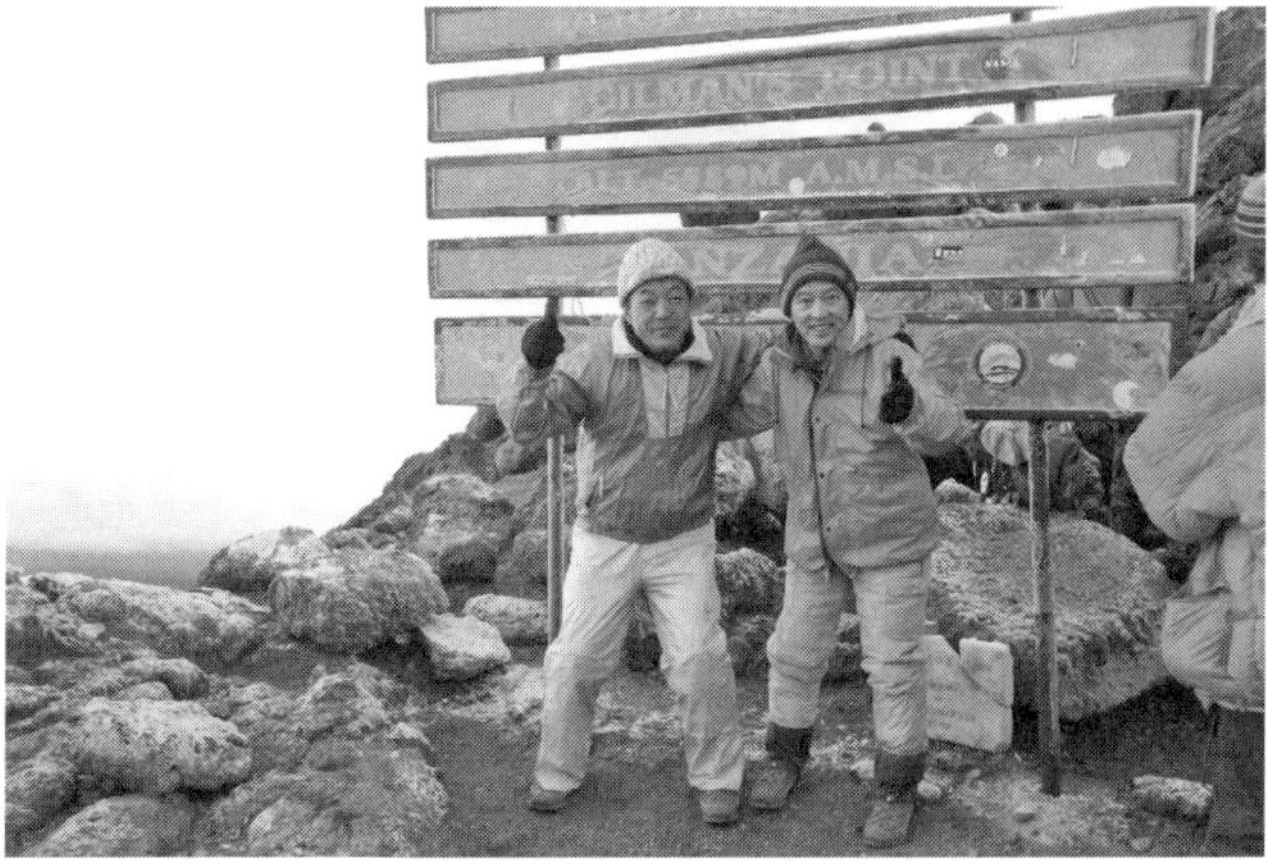

キリマンジャロのギルマンズ・ポイント（5685 m）になんとか無事、たどり着くことができた。同伴した越氏と。

おわりに

ＮＰＯ法人ＭＮＭＪでの僕の仕事のひとつは講演だ。その中で、マラリアという疾病が世界規模でどれだけ深刻で、大きな課題なのかということを話しているが、同時にリーダーシップの話をすることも多い。

先日も、企業研修で講演したとき、

「これからシニアになる人こそ経験、知識とネットワークを活かしてグローバルな視点でチャレンジしてほしい」

ということをお話しした。

僕自身、この年齢になってまた新しい組織に移った。正直、決してうまくいくことばかりではない。体力的な衰えも実感する。むしろうまくいかないことのほうが多いといっていいかもしれない。しかし、自分の選んだ道である。

一方、今取り組んでいることが世の中のため、困っている人のためになり、グローバルな問題に関わるチャレンジだと思えば勇気も湧いてくる。アフリカやアジアでマラリアに苦しむ人のためだと思えば、気持ちも和らぐし、やる気が湧いてくる。

昨年秋、ミャンマーでＷＨＯ主催のマラリア対策に関する国際フォーラムがあったが、日本から参加していたのは僕ともう一人だけで、まだまだマラリア対策において日本のプレゼンスは弱いことを感じた。

実際には、日本はミャンマーにおいてマラリア対策でとても素晴らしい貢献をしている。だからこそ、私のような者でもそこに参加していること自体に意味があると考えている。

本文でもふれたが最近、日本の官民が協力した新しいタイプの医療技術開発支援団体である「ＧＨＩＴファンド」ができた。そこでは、日本の企業やアカデミアがマラリア対策用の新しいワクチン開発、抗マラリア薬開発に取り組み、厚労省、ゲイツ財団、そして民間の医薬会社が積極的に資金面の支援をしている。これは今までにない新しいスキームで、素晴らしいことだと思うし、日本にはそれだけの技術力があると信じている。

技術開発面での貢献はそちらに担ってもらい、ＭＮＭＪとしては、現在ある技術、道具を少しでも多くのそれを求める人たちに適切な指導と共に提供し、また、これから新しく生まれてくるであろうマラリア対策に有効なツールをいち早く、アフリカやアジアへ届ける架け橋となれたらと考えている。

アジアでの活動の当面の拠点もできた。最近は4〜5年先、2020年頃にもこの道を選んでよかったと思っている自分をより具体的にイメージできて仕事をしている。さらに、2020年頃のMNMJの組織の規模、人数や予算、拠点についてもより具体的で、明確な目標を描けるようになってきたところだ。

60代は、50代のときよりさらに肩の力を抜いて、自分を活かす可能性に挑戦したい。そんな気持ちで日々を過ごしている。

謝辞

この本を書くに当たっては、多くの人のお力添えをいただいた。まず、この本を書くキッカケになったのは、プロボノとしてNPO法人の戦略構築に関わっていただいたドイツ系某コンサルティング会社（当時）の鬼頭孝幸さん、中里航平さん、そして森本真輔さんに感謝したい。中里さん、森本さんに出版を強く勧められていなければこの本は世に出ていない。

次に、今、NPO法人の活動拠点であるオフィススペースとそのほかの事務所機能（電話、コピー、会議室など）を快く提供いただいている株式会社販売促進研究所の社長、踊譲二さん、会長の赤井登さん、そして、執行役員の三田まり子さんにも感謝の意を表したい。そして、日々私を支えてくれている事務局次長の飯塚由美子さんと理事の長島美紀さん。実質的なＮＰＯ法人の立ち上げからこれまで３年間の企画運営と日常のオペレーション、認定ＮＰＯ法人申請から認可までのほぼすべての仕事は、この２人に任せてきた。この機会に深くお礼を申し上げたい。

私の本音をいつもじっくり聞いてくれて、適切なアドバイスをくれる、今回の本の執筆に当たっても読者の目線と執筆者目線の両方で数多くの助言をくれた親友の元村廣司さん、ありがとう。

これまでの私の人生、特に大学のテニス部の仲間や先輩諸氏、就職してから仕事を通じて関わっていただいた多くの上司や仲間など私の人生に大きな影響を与えていただいた皆さんに感謝したい。とりわけ、私の人生の２度の仕事の転機に関わってくれたノースカロライナ州にいる元モンサント、サイアナミッドの両会社で間接的な上司でもあり、長年の友人でもあるランディ・マーカソンさんと素敵な奥様リンダさんに心から感謝しています。

執筆中に私の度重なるわがままにお付き合いをいただいた古井一匡さん、編集に忍耐づよくお付き合いいただいた下田理さんにも感謝しています。

また、個人的な話にもかかわらず、快く出版を引き受けていただいた英治出版の社長の原田英治さんにも感謝しています。

最後に、僕がここまでなんとかやってこれたのは妻の存在が大きい。2回の転職やNPOへのキャリアチェンジを決断したときなど、すべての節目において「一度の人生だからやってみたら」と強く背中を押してくれた。多くの苦労をかけてきたと思うが、この40年間忍耐強くともに歩んでくれている妻に「ありがとう」と伝えたい。

● 著者

水野達男

Tatsuo Mizuno

NPO法人マラリア・ノーモア・ジャパン専務理事兼事務局長。

北海道大学農学部を卒業。22年間の米外資系企業勤務を経て、1999年、住友化学株式会社に入社。日本国内や南北アメリカ市場における農業製品のマーケティングを手がける。2007年、アフリカのタンザニアでマラリア予防蚊帳「オリセットネット」を製造・販売するジョイントベンチャーの日本側リーダーに就任。現地の合弁工場の開設、年間3000万張りの生産体制の確立、一般市場のスーパーマーケットでの販売、研究所の設立などを行い、事業を軌道に乗せた実績を持つ。

2012年11月から現職。イベントや講演による啓発活動や、マラリア対策の事業開発などに取り組む。また、これまでの経験を活かして企業の海外ビジネス支援や研修の講師を務めるなど、幅広い分野で活動している。

マラリア・ノーモア・ジャパン

Malaria No More Japan

「マラリアのない世界」を目指すグローバル組織「Malaria No More（マラリア・ノーモア）」の日本支部として、日本初のマラリア専門NPOとして2012年に設立。アフリカ開発会議（TICAD）や世界マラリア・デー（4月25日）でのイベントやキャンペーンの実施、啓発活動を促進するためのコミュニケーションツールの開発・普及、政策提言を行う。さらに、海外での啓発活動の地理的拡大を図るためアジア地域で活動する他団体との連携を強化し、精力的に各種取り組みを実施し、アフリカとアジアでのマラリアによる犠牲者を無くすことにより、途上国の人々の生活を向上させ、より持続可能な社会づくりに寄与することを目指す。

マラリア・ノーモア・ジャパン公式サイト　http://www.mnmj.asia/

● 英治出版からのお知らせ
本書に関するご意見・ご感想をE-mail(editor@eijipress.co.jp)で受け付けています。
また、英治出版ではメールマガジン、ブログ、ツイッター、フェイスブックなどで新刊情報やイベント情報を配信しております。ぜひ一度、アクセスしてみてください。

メールマガジン ：会員登録はホームページにて
ブログ ：www.eijipress.co.jp/blog
ツイッターID ：@eijipress
フェイスブック ：www.facebook.com/eijipress

人生の折り返し地点で、僕は少しだけ世界を変えたいと思った。
第2の人生 マラリアに挑む

発行日 2016年1月31日 第1版 第1刷

著者 水野達男（みずの・たつお）
発行人 原田英治
発行 英治出版株式会社
〒150-0022 東京都渋谷区恵比寿南1-9-12 ピトレスクビル4F
電話 03-5773-0193 FAX 03-5773-0194
http://www.eijipress.co.jp/
プロデューサー 下田理
スタッフ 原田涼子 高野達成 岩田大志 藤竹賢一郎 山下智也
鈴木美穂 田中三枝 山見玲加 安村侑希子 山本有子
上村悠也 足立敬 市川志穂 田中大輔
印刷・製本 大日本印刷株式会社
編集協力 古井一匡
校正協力 株式会社ヴェリタ
装丁 英治出版デザイン室

ISBN978-4-86276-204-7 C0030 Printed in Japan